CHATEL-GUYON

TRAITEMENT

INDICATIONS THÉRAPEUTIQUES

PAR

Le Dʳ A. BARADUC

MÉDECIN CONSULTANT A CHATEL-GUYON
MEMBRE DE LA SOCIÉTÉ DE MÉDECINE PUBLIQUE ET D'HYGIÈNE PROFESSIONNELLE
MEMBRE DE LA SOCIÉTÉ DE MÉDECINE PRATIQUE
MEMBRE DE LA SOCIÉTÉ D'HYDROLOGIE MÉDICALE DE PARIS

PARIS
IMPRIMERIE ET LIBRAIRIE CENTRALES DES CHEMINS DE FER
IMPRIMERIE CHAIX
SOCIÉTÉ ANONYME AU CAPITAL DE CINQ MILLIONS
— Rue Bergère, 20 —
1894

CHATEL-GUYON

TRAITEMENT

INDICATIONS THÉRAPEUTIQUES

PAR

Le Dr A. BARADUC

MÉDECIN CONSULTANT A CHATEL-GUYON
MEMBRE DE LA SOCIÉTÉ DE MÉDECINE PUBLIQUE ET D'HYGIÈNE PROFESSIONNELLE
MEMBRE DE LA SOCIÉTÉ DE MÉDECINE PRATIQUE
MEMBRE DE LA SOCIÉTÉ D'HYDROLOGIE MÉDICALE DE PARIS

PARIS

IMPRIMERIE ET LIBRAIRIE CENTRALES DES CHEMINS DE FER
IMPRIMERIE CHAIX
SOCIÉTÉ ANONYME AU CAPITAL DE CINQ MILLIONS
Rue Bergère, 20
1894

AVANT-PROPOS

J'ai publié un certain nombre de brochures, des observations médicales, et beaucoup d'articles de journaux concernant les eaux de Châtel-Guyon, où j'exerce depuis vingt années consécutives. J'ai toujours reculé jusqu'ici devant une œuvre d'ensemble ; il m'a semblé que pour entreprendre une telle tâche on n'était jamais en possession d'une expérience trop longue et qu'une bonne monographie sur une station thermale ne pouvait être le résultat d'observations hâtives forcément incomplètes.

Aujourd'hui les eaux de Châtel-Guyon ont pris une place considérable, je dirai même une importance capitale dans la thérapeutique thermale ; presque inconnues quand j'ai commencé à y exercer la médecine, elles ont conquis lentement, mais sûrement, une notoriété telle qu'il devient indispensable de préciser autant qu'il est possible, aux yeux du corps médical, leur véritable caractère et leur réelle application thérapeutique. J'ai donc cédé aux sollicitations de beaucoup de mes confrères et je viens leur donner les observations sincères d'une expérience déjà longue que j'aurais voulue plus complète encore et plus digne surtout de l'honneur qu'ils me font en insistant pour en connaître les résultats.

Les eaux minérales thermales sont des agents thérapeutiques employés sous des formes diverses : boisson, bains, douches, etc. Avant d'indiquer à quelles affections on peut les appliquer avec succès, je crois utile de les faire connaître sous le double point de vue de leur constitution chimique et de ce que nous savons de leur action physiologique. Présenter d'abord au lecteur le médicament sous toutes ses formes, en préciser ensuite les indications thérapeutiques, voilà le double but que je me propose.

Je tâcherai d'être bref avec l'espoir d'être plus clair ; je n'affirmerai rien qui ne soit appuyé sur des résultats scrupuleusement contrôlés par d'autres comme par moi ; j'espère ainsi faire une œuvre non pas définitive mais sérieuse, utile aux médecins et aux nombreux malades atteints d'affections chroniques qui viennent chaque année, dans notre station, chercher une guérison ou tout au moins un soulagement que les autres médications sont impuissantes à leur procurer.

LE TRAITEMENT DE CHATEL-GUYON

Le traitement de Châtel-Guyon consiste : en eau en boisson, bains, douches froides et chaudes, lavages d'estomac, douches nasales, lavages de l'intestin et douches ascendantes, douches vaginales.

Avant de décrire tous ces modes de traitement et de préciser leur action particulière, je vais placer sous les yeux du lecteur l'analyse des eaux de Châtel-Guyon.

NATURE ET PROPORTION DES PRINCIPES ÉLÉMENTAIRES CONTENUS DANS L'EAU DE CHATEL-GUYON

*(Analyse de **M.** Magnier de la Source.)*

ACIDES	Acide carbonique (CO_2).	$2^{gr},918$
	Chlore (Cl)	$2^{gr},1593$
	Acide sulfurique (SO_4)	$0^{gr},3516$
	Acide phosphorique	Traces.
	Acide borique	Traces.
	Acide arsénique	Traces.
	Silice (Si O_2)	$0^{gr},1108$
MÉTAUX	Sodium	$0^{gr},9035$
	Magnésium	$0^{gr},3950$
	Calcium.	$0^{gr},6845$
	Potassium.	$0^{gr},0990$
	Lithium.	$0^{gr},0020$
	Fer	$0^{gr},0128$
	Aluminium	Traces.

COMPOSITION HYPOTHÉTIQUE DE L'EAU DE CHATEL-GUYON

Gaz acide carbonique libre	1gr,1120
Chlorure de magnésium	1gr,5630
— de sodium	1gr,6330
Bicarbonate de calcium	2gr,1769
— de sodium	0gr,9550
— de fer	0gr,0685
— de lithium	0gr,0194
— de potassium	0gr,2538
Sulfate de chaux	0gr,4990
Silice	0gr,1108
Arsenic	Traces.
Acide phosphorique	Traces.
Acide borique	Traces.
Alumine	Traces.
TOTAL	8gr,3914

Les eaux de Châtel-Guyon déposent du carbonate de chaux, de l'oxyde de fer, du carbonate de fer et une matière organique d'aspect gélatineux, matière qui s'organise au contact de l'air et produit une sorte de végétation rudimentaire de couleur verte, connue sous le nom de conferves.

Je crois inutile de donner ici l'analyse chimique de toutes les sources, leur composition, à des nuances près, étant sensiblement la même; cependant, il est nécessaire d'attirer l'attention sur les différences de température : les sources varient entre 24° et 38° centigrades; on verra par la suite combien est importante l'existence de cette gamme thermale. J'ajouterai que le nombre des sources est très considérable et que leur débit réuni dépasse

1.300 litres d'eau à la minute, soit près de 2 millions de litres par 24 heures. Parmi ces sources, certaines donnent jusqu'à 250 litres à la minute; quand il sera question de bains, nous verrons quels sont les avantages considérables de cet énorme débit. Certains établissements thermaux très fréquentés, que je ne veux pas nommer, sont alimentés par des sources qui ne fournissent pas en trois mois une quantité d'eau plus considérable.

D'après leur analyse, les eaux de Châtel-Guyon sont *chlorurées sodiques et magnésiennes, bicarbonatées mixtes lithinées et fortement ferrugineuses.* Elles sont, en outre, très chargées d'acide carbonique libre et en dissolution.

Ce sont donc des eaux gazeuses, fortement minéralisées, d'une minéralisation complexe qui les classe parmi les polymétallites dont la composition se rapproche, d'après Gübler, du plasma sanguin. En dehors de toutes ces conditions, elles se caractérisent par la présence d'une forte proportion d'un sel très actif, le *chlorure de magnésium* (1 gr. 60 centigr.). Il est rare de rencontrer ce sel en quantité aussi considérable dans les eaux minérales; je n'en connais pas d'autre exemple.

Eau en boisson.

Contrairement à certaines stations comme Plombières, Néris, etc., où l'eau en boisson ne joue presque aucun rôle dans leur application, le traitement interne de Châtel-

Guyon est une des parties les plus essentielles de cette médication. Pour en apprécier l'importance, il est nécessaire d'en connaître les effets physiologiques; un fort intéressant travail de M. le professeur Laborde sur le chlorure de magnésium et l'eau de Châtel-Guyon va nous éclairer à ce sujet. M. Laborde insiste d'abord avec raison sur les résultats et les avantages de la méthode expérimentale appliquée à la détermination de l'action physiologique et thérapeutique des eaux minérales, véritables médicaments naturels, mais complexes, dont l'étude n'est guère sortie jusqu'à présent du domaine plus ou moins conjectural de l'observation empirique; il se propose la recherche du mécanisme, encore si controversé, de l'action des purgatifs salins, et après avoir résumé les expériences faites par M. le docteur Aguilhon de Sarran sur l'eau de Châtel-Guyon, il les complète par son expérimentation personnelle sur le chlorure de magnésium, principe actif essentiel de cette eau.

(1) « Dans une première série d'expériences, l'eau étant donnée à l'état naturel pendant plusieurs mois, il a été constaté des effets *diurétiques, laxatifs* et *purgatifs,* croissant avec la dose dans une proportion presque mathématique: ainsi, à la dose de x grammes (1/2 litre environ pour les chiens), effet diurétique puissant; — à 2 x grammes, effet laxatif; — à 3 x grammes, effet purgatif; — action

---

(1) *Sur l'action physiologique du chlorure de magnésium.* Dr J.-V. Laborde. — Imp. Ethiou-Pérou, 1879.

toujours lente, ne se manifestant que de deux à cinq heures après l'ingestion dans l'estomac. Les animaux en expérience ont toujours eu un appétit considérable et une augmentation de poids. . . . .

. . . .

» Mais les résultats les plus remarquables ont été fournis par des *injections intra-veineuses*, à la suite desquelles des effets purgatifs se sont manifestés. On ne saurait invoquer ici l'influence du traumatisme de l'injection elle-même, ou de toute cause inhérente à l'opération, car c'est seulement au bout de *trois*, *quatre* ou *cinq heures* que les évacuations ont eu lieu.

» Enfin, comme terme de comparaison, **M.** Aguilhon a répété les mêmes expériences à l'aide de chlorure de magnésium fabriqué au laboratoire. Elles ont donné les mêmes résultats.

» Il a constaté, en outre, que chez l'homme (sur lui-même) ce sel a une action purgative très nette à la dose de 2 grammes seulement.

» Il résulte donc de ces premières expériences :

» 1° Que les eaux de Châtel-Guyon doivent leurs propriétés au *chlorure de magnésium*, ayant pour adjuvants le chlorure de sodium et d'autres sels alcalins ;

» 2° Que le chlorure de magnésium possède une action physiologique encore peu connue et qui semble assez complexe pour nécessiter de nouvelles recherches.

» Ce sont ces recherches que j'ai entreprises, et j'ai, en conséquence, essayé de déterminer :

» Par quel mécanisme physiologique se produisent les effets purgatifs du chlorure de magnésium, qu'il soit introduit directement dans le sang par l'injection intra-veineuse, ou qu'il soit ingéré dans l'estomac ;

» Comment se comporte cette substance introduite dans l'organisme à l'égard des principales fonctions ;

» Quels sont, en un mot, les phénomènes fonctionnels par lesquels s'exprime son action physiologique et qui la caractérisent. »

I

Action du chlorure de magnésium sur les mouvements de l'intestin et de l'estomac, et sur la fibre musculaire lisse en général.

« Lorsque, après avoir établi à la paroi abdominale d'un chien *une fenêtre* qui permette d'apercevoir clairement des fragments d'anses intestinales en place, et après avoir attendu que l'influence du milieu extérieur sur la contractilité des fibres musculaires de l'intestin découvert se soit manifestée et épuisée, on pratique l'injection intra-veineuse d'une certaine quantité de chlorure de magnésium, on observe des phénomènes d'excitabilité contractile qui sont constants, mais qui varient en intensité suivant la dose et certaines conditions de l'injection, qui vont être examinées.

» A. — 5 centimètres cubes d'une solution de chlorure de magnésium dosés à 0 gr. 3 (trois décigrammes pour un centimètre cube), par conséquent 1 gr. 50 (un gramme cinquante centigrammes) de principe actif, ayant été introduits, en une seule fois, dans une des veinules de la patte postérieure droite d'un chien de moyenne taille, du poids de 11 kilogrammes, voici ce qui fut observé :

» La moitié de l'injection étant à peine poussée, accélération croissante des mouvements respiratoires avec écume à la bouche dans les expirations saccadées ; puis l'injection étant continuée et terminée, arrêt des mouvements respiratoires (syncope respiratoire), le cœur continuant à battre.

» A ce moment, contractions énergiques des anses intestinales à nu, telles que les anses en contraction sont comme projetées hors de la cavité abdominale.

» Les contractions péristaltiques, après s'être montrées d'abord et surtout dans l'intestin grêle, s'étendent de proche en proche et rapidement à l'intestin tout entier, et en même temps à l'estomac lui-même, qui devient le siège de mouvements d'une intensité telle qu'il ne m'avait jamais été donné d'en observer de pareils sur cet organe, où les physiologistes ont tant de peine, on le sait, à les déterminer et à les saisir distinctement.

» Ces contractions, qui avaient donné lieu à la formation de nœuds permanents sur presque tout le parcours de l'intestin, ont duré près d'une heure avec la même énergie, et lorsque l'animal, mort à la suite de l'injection, a été abandonné dans la caisse où sont habituellement jetés les cadavres de nos chiens, elles n'étaient pas encore éteintes. Elles étaient, d'ailleurs, réveillées par un courant induit avec une rapidité et une intensité inaccoutumées, comme si la contractilité des fibres intestinales avait été mise dans un état particulier de surexcitabilité.

» Le *muscle vésical*, que nous avons eu sous les yeux dès le début, s'était aussi, à plusieurs reprises, énergiquement contracté.

» Dans ce cas, le phénomène de l'excitabilité contractile des fibres intestinales paraît avoir été porté du premier coup au maximum, mais il faut évidemment tenir compte de la rapidité et de l'intensité avec lesquelles se sont produits les phénomènes toxiques mortels.

» Les choses ne se passent pas tout à fait ainsi, bien que le phénomène fondamental de l'excitabilité contractile se produise, lorsque les effets physiologiques de la substance se manifestent d'une façon plus lente et plus progressive, comme dans le fait suivant :

» B. — A un chien griffon, jeune, très vigoureux, du poids de 20 kilogrammes, on injecte dans une des veines saphènes 5 centimètres cubes de la même solution que précédemment, soit 1 gr. 50 de chlorure de magnésium.

» L'injection est faite en plusieurs temps et très lentement. A chaque poussée (et il en a été fait cinq en dix minutes), il y a accélération respiratoire avec salivation mousseuse.

» Les nœuds de contraction se forment lentement et de proche en proche dans le grêle intestin, et persistent.

» Nous injectons de nouveau 5 centimètres cubes de la solution, c'est-à-dire encore 1 gr. 50 de principe actif, mais cette fois d'une façon continue et un peu plus rapidement que précédemment.

» Les contractions intestinales se prononcent nettement dans le parcours des anses, et elles gagnent peu à peu les parois de l'estomac, mais avec une moindre énergie que dans le premier cas.

» Il était intéressant de savoir ce qui se passait dans l'intérieur de l'intestin relativement aux phénomènes sécrétoires en même temps que les contractions étaient provoquées, comme nous venons de nous en assurer ; nous avons, dans ce but, réalisé l'expérience suivante :

» C. — Un chien du poids de 12 kilogrammes étant disposé pour l'injection intra-veineuse, comme dans les cas précédents, et les intestins étant mis à découvert dans une suffisante étendue, nous isolons, à la manière de M. Arm. Moreaux, dans une double ligature, une anse intestinale d'environ 12 centimètres, après l'avoir, au préalable, soigneusement débarrassée de toutes les matières qu'elle contenait dans l'intérieur. Nous avons ensuite introduit dans cette anse, au moyen de la fine aiguille de la seringue Pravaz, 10 centimètres cubes d'une solution de chlorure de magnésium, dosée à 0 gr. 2 (deux décigrammes) pour 1 centimètre cube de véhicule, ce qui donne, pour 10 centimètres cubes, 2 grammes de principe actif.

» Ceci fait, nous injectons par la saphène, avec beaucoup de lenteur, et, en deux temps, 10 centimètres cubes de la même solution, soit 2 grammes de chlorure de magnésium. L'injection a duré près de 20 minutes.

» Des contractions intestinales, lentes, mais persistantes. se sont établies et généralisées; la vessie s'est violemment vidée; les phénomènes respiratoires habituels se sont manifestés à chaque reprise.

» L'anse intestinale isolée est distendue, comme gonflée, et ne présente pas de contractions appréciables sur aucun point de son parcours; elle contraste par ce repos absolu avec ses voisines.

» 3 centimètres cubes de la solution ayant été de nouveau injectés dans la veine, d'une façon continue, l'animal a succombé au double arrêt des mouvements respiratoire et cardiaque, le premier précédant le second. L'expérience avait duré deux heures un quart.

» L'anse intestinale comprise dans la ligature ayant été ouverte, nous recueillons son contenu, lequel se compose d'un liquide facilement filtrable, mêlé à une certaine quantité de mucus gluant, épais, et que le filtre retient.

» Le liquide filtré mesure exactement 20 centimètres cubes. Comme nous en avons introduit 10 centimètres cubes, il s'ensuit que la quantité a été doublée pendant l'expérience.

» Nous avons eu ainsi, simultanément à côté l'un de l'autre, le double résultat de l'excitabilité contractile et de l'hypersécrétion.

» A part l'action sur la fibre musculaire intestinale, que les faits expérimentaux ci-dessus mettent en lumière, nous avons constaté que la portion de veine mise à nu pour l'injection éprouvait un resserrement contractile plus ou moins accentué, après qu'elle avait été touchée par une certaine quantité de la solution, ce qui semblerait témoigner d'une action localisée sur la fibre lisse musculaire. Nous nous proposons d'étudier ce fait de plus près, à l'aide de la méthode que nous avons déjà employée pour l'étude de l'action de l'ergot de seigle sur les muscles lisses des vaisseaux.

» Ce que nous allons bientôt dire de l'influence du chlorure de magnésium sur le muscle cardiaque est, d'ailleurs, de nature à corroborer ce fait d'une action réelle exercée sur la contractilité de la fibre musculaire de la vie animale en général. »

II

Action du chlorure de magnésium sur la sécrétion biliaire.

« Dans toutes nos expériences, nous avons constaté, à la suite de l'injection intra-veineuse du chlorure de magnésium, les signes d'une abondante sécrétion biliaire, provoquée par l'action de cette substance. Ces signes consistaient, d'une part, en une distension progressive et souvent considérable des canaux d'excrétion et de la vésicule, que nous avions sous les yeux; et, d'autre part, dans la présence d'une quantité insolite de liquide biliaire, dans une grande étendue des premières portions de l'intestin grêle, dont la surface interne était fortement colorée en jaune par le liquide qui l'imprégnait.

» Cette particularité, relative aux modifications de la sécrétion biliaire sous l'influence d'une substance dont les effets purgatifs sont réels et remarquables, ne doit pas être négligée, on le comprend sans peine; son importance et sa signification dans le mécanisme complexe de l'action purgative sont faciles à pressentir, et cependant (pour le noter en passant) on ne semble pas s'en être préoccupé, nous ne disons pas même suffisamment, mais presque du tout, dans les théories émises sur ce mécanisme. Nous aurons, sans tarder, l'occasion de revenir sur ce point en reprenant la question générale des purgatifs, nous bornant aujourd'hui à signaler purement et simplement le fait, à propos des effets physiologiques du chlorure de magnésium.

. . . .

. . . .

» Enfin, les modifications d'aspect physique éprouvées par le sang au contact du chlorure de magnésium, modifications qui consistent surtout en une exagération de la coloration rouge et rutilante, comme sous l'influence d'une suroxygénation, semblent témoigner d'une action particulière exercée par ce composé sur le liquide sanguin ; action qui pourrait bien être la cause prochaine des modifications fonctionnelles dues à son influence sur l'organisme vivant. »

.   .   .   .

.   .   .   .

En résumé, voici quelle est l'action physiologique de l'eau de Châtel-Guyon prise en boisson :

1° Elle active la circulation générale et, à ce titre, elle est décongestionnante et déplétive du système veineux ; elle stimule les échanges nutritifs et favorise la résorption des néoplasmes.

2° Elle réveille et stimule les contractions de la tunique musculaire, de l'estomac, de l'intestin, des canaux et de la vésicule biliaire, des canaux du rein et de la vessie, de l'utérus, et à ce titre elle favorise la digestion stomacale, provoque les garde-robes, l'écoulement de la bile, les fonctions de l'appareil génito-urinaire.

3° Elle stimule et augmente les sécrétions normales qu'elle ramène à leur but physiologique quand elles en ont dévié, et à ce titre elle influe aussi, heureusement, sur la digestion, facilite les garde-robes, augmente la production de la bile et devient franchement diurétique.

Nous avons vu déjà que la température des sources varie de 24° à 38° ; cette gamme thermale trouve une pre-

mière et fort utile application pour l'eau prise en boisson
à la source. Différentes buvettes sont mises à la disposition du public et des médecins. Tous ceux qui ont la
pratique des eaux minérales savent combien cela est important dans une station où on traite des maladies du
foie, de l'intestin, de l'estomac, etc. C'est une des principales supériorités de Châtel-Guyon sur ses congénères
d'Allemagne.

A propos des effets produits par l'eau de Châtel-Guyon
prise soit à la source, soit à domicile, il est indispensable de déterminer au point de vue purgatif leur véritable
action. Sont-elles, oui ou non, purgatives ? Voilà la question qui a été faite bien souvent par mes confrères et par
les malades, et à laquelle je veux répondre d'une manière
aussi sincère que complète.

A mon avis les purgatifs sont des médicaments qui,
pris à une dose suffisante, produisent d'une manière
constante des évacuations alvines dans les 12 heures qui
suivent leur ingestion. Si on accepte cette définition, les
eaux de Châtel-Guyon ne sont pas purgatives. Ce qui
caractérise avant tout un purgatif, c'est d'agir à une dose
qui peut être variable, mais d'une manière presque certaine
le jour même où il est ingéré. C'est ce qu'on obtient plus
ou moins avec tous les purgatifs, y compris les eaux
réellement purgatives. Je pourrais ajouter, sans être
démenti, je crois, que ces évacuations alvines ainsi
obtenues sont généralement, pour ne pas dire toujours,
suivies d'une réaction contraire, c'est-à-dire de constipation.

La constipation consécutive caractérise les médicaments
purgatifs presque autant que les évacuations immédiates,
et cela tient à ce que leur effet réel n'est pas la stimu-
lation d'une fonction physiologique naturelle, mais l'exagération pathologique de cette fonction. En un mot purger
ne consiste pas à obtenir des évacuations normales physiologiques, mais à produire passagèrement un état plus
ou moins pathologique qui se traduit par des évacuations
répétées et d'une nature le plus souvent différente de
celles qui sont naturelles.

Voyons maintenant comment agissent les eaux de Châtel-
Guyon et en quoi elles diffèrent des véritables purgatifs.

Chez beaucoup de malades et surtout chez les personnes
en bonne santé les eaux de Châtel-Guyon, à des doses
très variables, produisent des évacuations immédiates répétées et souvent liquides. Elles sont donc, dans certains cas
et à certaines doses, purgatives. Mais cet effet n'est rien
moins que certain ; beaucoup de malades n'obtiennent
aucun résultat immédiat, quelle que soit du reste la dose
prescrite : je ne parle pas, bien entendu, des garde-robes
obtenues par indigestion qu'on parviendrait à produire
avec un liquide quelconque ingéré en quantité suffisante.
Mais un effet secondaire évacuant se produit toujours.
Souvent il se fait longtemps attendre ; il arrive même
qu'on ne peut le constater qu'après la cure. Il est tout
à fait exceptionnel qu'il fasse absolument défaut ; il a un
caractère durable : c'est le rétablissement d'une fonction,
et souvent plus on l'attend, plus il est définitif.

Donc on doit dire que les eaux de Châtel-Guyon sont purgatives à certaine dose pour certaines personnes et dans certaines maladies. Elles ne sont pas purgatives pour d'autres personnes et dans d'autres maladies, quelle que soit la dose employée, mais elles rétablissent au bout d'un certain temps les fonctions normales de l'intestin.

Voici comment j'explique cette diversité d'action. Les eaux de Châtel-Guyon stimulent les contractions intestinales ainsi que les sécrétions normales de l'intestin et de ses glandes annexes. Sur un intestin normal et facilement excitable, cette action stimulante suffit pour provoquer des évacuations même répétées et immédiates; dans le cas contraire, le stimulant d'un jour s'ajoute à celui de la veille jusqu'au moment où la fonction normale est rétablie, ce qui n'arrive jamais avec l'emploi des vrais purgatifs.

Il faut donc considérer l'eau de Châtel-Guyon avant tout comme le régulateur des fonctions de l'intestin; cela est si vrai, qu'on arrive souvent plus rapidement à arrêter certaines diarrhées chroniques qu'à vaincre la constipation.

Nous verrons plus tard, dans les applications thérapeutiques de l'eau de Châtel-Guyon, que sa deuxième manière d'agir est encore plus importante que son action réellement purgative et que c'est précisément ce qui en fait le véritable traitement de la plupart des formes de la constipation. Mais il était nécessaire de s'expliquer d'abord nettement à ce sujet, car j'ai vu bien des malades et

même bien des médecins tout à fait déconcertés, faute
d'être suffisamment renseignés.

Voici maintenant les effets de l'eau de Châtel-Guyon
que j'appellerai les effets chimiques et que j'ai pu constater par une série d'analyses d'urine.

1° *Urines normales.* — Les urines normales sont aug-
mentées de volume (effet diurétique). Les proportions des
éléments qui les constituent restent sensiblement les
mêmes par vingt-quatre heures; cependant, il arrive assez
souvent que l'acide urique est un peu augmenté et que
des urates sont expulsés, alors qu'il n'en existait pas avant.
La quantité de chlorure de sodium est aussi un peu plus
forte.

2° *Chez les uriques.* — Chez les personnes dont les
urines charrient ordinairement une quantité d'acide urique
exagérée et des urates qui se déposent sous forme de sable
rouge, voici ce qu'on observe. Pendant les premiers jours
du traitement, l'urine renferme la même quantité d'acide
urique et la quantité d'urates est très augmentée. Au bout
de quelques jours, les urates disparaissent et, vers le troisième septénaire de la cure, ils reparaissent, mais en moins
grande proportion. Cela dure pendant un temps variable;
si la cure est continuée, ils disparaissent de nouveau d'une
manière sinon définitive, au moins pour longtemps. On
constate alors aussi presque toujours une diminution peu
importante de l'acide urique et un peu d'augmentation

dans la proportion d'urée, surtout si elle était très diminuée avant le traitement. Donc expulsion énergique des urates, action faible sur les proportions relatives de l'urée à l'acide urique.

3° *Azoturie.* — Dans les cas de proportion exagérée d'urée par vingt-quatre heures, j'ai toujours constaté une diminution souvent rapide et qui se continue pendant longtemps.

4° *Phosphaturie.* — La proportion d'acide phosphorique est aussi diminuée, mais en proportion moindre que celle de l'urée.

5° *Glycosurie.* — J'ai toujours observé une diminution rapide de la glycosurie et cela sans azoturie consécutive.

6° *Albuminurie.* — Résultats très différents sans que les différences d'origine de l'albuminurie puissent toujours les expliquer. Tantôt le traitement diminue rapidement l'albumine, tantôt elle reste absolument stationnaire.

Je reviendrai sur chacune de ces observations à propos des différentes affections à propos desquelles je parlerai de l'effet du traitement de Châtel-Guyon. Je me contente, pour le moment, d'indiquer sommairement les résultats constatés par un grand nombre d'analyses faites sur les urines de malades que j'ai pu observer pendant plusieurs années.

J'aurais voulu donner les résultats chimiques de l'eau en

boisson sur les liquides de l'estomac et sur les produits de la digestion stomacale; malheureusement ces analyses demandent une installation spéciale d'appareils et je n'ai pu trouver, dans ma région et à ma portée, les moyens de les faire faire d'une manière satisfaisante. Je donnerai plus loin des résultats cliniques qui peuvent servir à se faire une idée de l'action des eaux à ce sujet, mais ils sont tout à fait insuffisants, et j'espère pouvoir bientôt combler cette lacune et faire des analyses que je publierai. Ce sera l'objet d'un travail à part tout à fait nécessaire dans l'état actuel de la science au sujet du traitement des affections des voies digestives.

L'action de l'eau transportée est absolument la même que celle de l'eau prise à la source, sauf qu'elle est un peu diminuée, comme il en est du reste de toutes les eaux minérales. Les chlorures étant très solubles, ainsi que les bicarbonates alcalins, sels auxquels les eaux de Châtel-Guyon doivent leurs principales propriétés, cet effet identique des eaux prises sur place ou transportées s'explique facilement. Elles perdent seulement un peu de carbonate de chaux et de fer qui se déposent au fond de la bouteille.

Au sujet de l'eau en bouteille, je ferai observer qu'étant froide elle est, à jeun, un peu moins facile à digérer et qu'on doit en ordonner au malade des doses moins fortes qu'à la source même; d'autre part, il n'est pas sans inconvénient de la faire chauffer, ce qui la dépouille de son gaz acide carbonique; mais on peut éviter cette difficulté en ordonnant l'eau à table aux repas. Cette eau, prise en même temps que les aliments, agit parfaitement et, loin de troubler la digestion, elle la favorise et l'active d'une façon très remarquable.

BAINS

Les applications thérapeutiques du bain de Châtel-Guyon sont presque aussi importantes que celles de l'eau en boisson et, comme nous le verrons plus tard, c'est de la combinaison de ces deux moyens d'action qu'on obtient les résultats les plus remarquables dans un grand nombre d'affections chroniques rebelles à toute autre médication.

Le bain de Châtel-Guyon, dont on chercherait en vain l'équivalent dans toutes les autres stations, doit ses qualités médicales vraiment précieuses :

1° A sa minéralisation ;

2° A sa température qu'on peut varier presque à volonté ;

3° A la manière aussi rationnelle que particulière de l'administrer.

I. — *Sa minéralisation.* — Ainsi que nous l'avons vu dans l'analyse de M. Magnier de la Source, l'eau de Châtel-Guyon contient 7 grammes environ de principes fixes par litre ou sels minéraux, près de 2 grammes de gaz acide carbonique libre et une certaine quantité de matières organiques albuminoïdes. On peut donc dire que ce bain est fortement minéralisé en chlorures et en bicarbonates, puisque, dans une baignoire de 300 litres, il s'en trouve plus de 2 kilos et, en outre, très gazeux. Dans ce bain, en effet, le corps est complètement couvert de bulles de gaz acide carbonique, de telle sorte qu'on prend un bain gazeux en même temps qu'un bain minéral.

II. — *Sa température.* — Là encore notre gamme thermale joue un rôle prépondérant, car on peut administrer le bain à des températures très variables sans faire chauffer ou refroidir l'eau, c'est-à-dire sans altérer en rien sa composition et en lui conservant toutes les qualités de liquide vivant tel qu'il vient du griffon même d'où il émerge à la surface du sol.

III. — *Mode d'administration.* — Ce bain est administré non seulement à eau courante, ce qui permet de conserver pendant toute la durée une température constante, mais encore il vient dans la baignoire directement du griffon sans aucun contact avec l'air extérieur, ce qui lui assure une fixité absolue de tous ses principes minéralisateurs, le préserve de toute déperdition de gaz et lui conserve toutes ses qualités natives.

Je ne connais, pour ma part, et je ne crois pas qu'il en existe, aucune station où ces différentes conditions, pourtant si essentielles, soient réalisées aussi complètement dans la manière d'administrer les bains. Dans certaines d'entre elles on donne bien le bain à eau courante, mais les nécessités du service, l'insuffisance de la quantité d'eau disponible nécessitent l'emploi de grands réservoirs pour emmagasiner l'eau la nuit et c'est une eau morte, dépouillée d'une partie de son gaz et déjà décomposée, qui arrive dans la baignoire.

A Châtel-Guyon, au contraire, on réalise dans chaque baignoire et pour chaque malade les conditions qu'on cherchait autrefois à produire, en installant une piscine commune sur le griffon même de la source; conditions qui étaient et sont encore très appréciées par les médecins qui ont l'expérience des eaux minérales, mais qui obligent à prendre le bain en commun, ce qui est peu dans nos mœurs actuelles, sans compter bien d'autres inconvénients.

J'insiste et, je le crois, avec raison, sur cette manière de donner les bains à Châtel-Guyon; je lui attribue bien des succès thérapeutiques que j'ai obtenus, et je crois que nulle part ailleurs on ne trouverait un aménagement aussi satisfaisant. Cette manière de procéder n'est pas à la portée de toutes les stations; il faut pour cela disposer d'une quantité d'eau considérable, non seulement par vingt-quatre heures, mais comme débit constant, et de plus une température variée et suffisante pour qu'il ne soit pas nécessaire de la modifier artificiellement.

Voici maintenant les effets physiologiques qu'on obtient

avec ce bain fortement minéralisé, très gazeux, à température constante pendant sa durée, température qu'on
peut varier suivant l'indication du médecin :

1° *Effets directs sur la peau et la circulation périphérique.* — Sur la peau et les muqueuses avec lesquelles
il peut être en contact, le bain a d'abord une action
cicatrisante, une action sédative par son gaz carbonique,
une action vivement stimulante de la circulation périphérique. Au bout de quelques minutes la peau devient
rouge; cet effet ne saurait être attribué à la chaleur du
bain, car il est toujours donné à Châtel-Guyon, comme
nous le verrons plus bas, à une température sensiblement
inférieure à celle du sang, et le malade éprouve en y entrant une sensation de fraîcheur. Enfin, il réveille et régularise les fonctions de la peau.

2° *Effet général du bain.* — L'effet général du bain est
de stimuler énergiquement la circulation générale, de tonifier le système nerveux, de réveiller la vitalité générale,
de précipiter les échanges nutritifs.

3° *Effet décongestionnant des organes internes.* — Le bain
de Châtel-Guyon agit en outre comme un grand sinapisme
dont l'effet persiste en partie, car il est accompagné d'un
réveil ou d'une augmentation des fonctions de la peau;
c'est ainsi qu'il décongestionne les organes internes. Pour
donner une preuve qui ne laisse aucun doute sur cette

action si précieuse et si puissante, je dirai qu'un seul bain
suffit souvent pour arrêter les pertes rouges et les règles
mensuelles.

On peut dire que les effets du bain de Châtel-Guyon sont
d'autant plus puissants qu'ils sont obtenus à une température plus basse. Pour en avoir tout le bénéfice, il faut
tout au moins que l'eau du bain soit à une température
qui n'atteigne pas 35° et reste ainsi manifestement inférieure à celle du sang. Dans ces conditions la minéralisation agit seule, et la chaleur n'est là que pour éviter les
accidents congestifs qui pourraient se produire par défaut
de réaction. On comprend très bien en effet que la réaction venant à manquer, cela n'a aucun inconvénient dans
un bain à 34°, 33° et même 32°. Au-dessous de 30° il
n'en est pas de même; mais quand la puissance de réaction
est réveillée, on peut souvent, sans inconvénient, passer
d'un bain plus chaud à un bain plus froid pour en obtenir davantage. Le médecin seul doit être juge de ces
nuances de traitement, qui ont plus d'importance que les
malades ne se l'imaginent ordinairement. Avec le bain
au-dessus de 35°, on obtient d'autres résultats qui sont
tout différents que ceux donnés à une température plus
modérée.

Il resterait à examiner la question de l'absorption des
sels minéraux par la peau dans le bain. J'ai tout lieu
de croire que cette absorption existe dans une certaine
mesure. Mais cela est trop controversé. Il faudrait, pour
prendre parti, entrer dans des détails d'expérimentation

qui m'entraîneraient trop loin et qui, du reste, ne sont
pas absolument concluants. Je laisserai donc de côté, au
moins pour le moment, cette intéressante question qui est
loin encore d'être résolue.

Douches froides et chaudes.

L'établissement de Châtel-Guyon est outillé d'une manière
complète pour donner des douches froides et chaudes, avec
l'eau minérale et avec l'eau ordinaire. Il est inutile, je
crois, d'insister sur les effets de ces différentes douches
qui sont les mêmes partout où elles sont bien administrées
et qu'on peut varier à l'infini. Je ne pense pas que la
composition même de l'eau joue un rôle important dans
leur action ; elles ne sont à Châtel-Guyon qu'une partie
accessoire du traitement souvent fort utile, il est vrai, et
que toute station bien organisée doit mettre à la disposition des malades qui la fréquentent.

Lavage de l'estomac.

Châtel-Guyon est la première station dans laquelle ont
été installés les lavages de l'estomac. Une source à 30 degrés de température est spécialement aménagée pour cet

usage. Elle arrive directement du griffon sans aucun contact avec l'air, avec une pression de cinq mètres ; elle est disposée de telle façon qu'elle peut être employée .pour toutes les formes de lavage de l'estomac.

L'appareil dont on se sert le plus ordinairement est le tube à double courant d'Audhoui ; c'est de beaucoup le meilleur à tous les points de vue, et si on lui préfère souvent le tube Faucher, c'est parce qu'il nécessite une installation un peu spéciale, bien facile cependant à réaliser. Pour bien se rendre compte de la supériorité réelle du tube à double courant, il est nécessaire d'entrer dans quelques détails sur les lavages de l'estomac en général.

En lavant l'estomac, quel est le but qu'on se propose ? Le lavage peut être simplement explorateur, ou destiné à vider l'estomac de résidus de digestion ou de liquides accumulés, ou bien enfin l'opérateur cherche à faire pénétrer dans la poche stomacale un liquide médicamenteux qu'il veut laisser en contact avec la muqueuse pour en obtenir des effets thérapeutiques.

Comme lavage d'exploration, le tube à double courant est sans application directe ; s'il s'agit de vider et de nettoyer l'estomac on peut s'en servir, mais il n'est pas indispensable. Si, au contraire, on veut obtenir un contact plus ou moins prolongé du liquide employé avec la muqueuse de l'estomac, sa supériorité sur tout autre procédé opératoire devient manifeste.

Qu'est-ce qui distingue le tube à double courant du tube Faucher, par exemple ? C'est qu'il est formé de deux tubes juxtaposés : l'un, très petit, par lequel l'eau arrive dans l'estomac; l'autre, d'un calibre plus fort, par lequel le liquide ressort pour tomber dans un récipient disposé à cet usage. On établit le courant en faisant tousser le malade pour obtenir des contractions du diaphragme qui poussent l'eau à s'engager dans le tube de sortie; un mouvement de siphon s'établit alors et le courant continue tant qu'on fait pénétrer du liquide par le tube d'arrivée ou qu'il en reste dans la poche stomacale. Avec le tube simple, on verse de l'eau jusqu'à ce que tout soit plein y compris l'entonnoir, on renverse brusquement le tube et on établit ainsi le siphon qui permettra à l'estomac de se vider. Pour obtenir le contact du liquide avec la muqueuse, il faut donc remplir d'abord l'estomac complètement et recommencer plusieurs fois l'opération, et encore on ne produit qu'un lavage intermittent. Au contraire, avec le tube Audhoui, le courant une fois établi, on peut le prolonger à volonté sans discontinuer et sans déranger le patient; de plus, on peut opérer avec aussi peu de liquide qu'on le désire, en diminuant la quantité qu'on fait pénétrer, ou en arrêtant complètement le courant jusqu'à ce que le liquide ait pris, dans l'estomac, le niveau qu'on ne veut pas dépasser.

Pour indiquer la supériorité de cette manière de procéder, je prendrai comme exemple le lavage pratiqué en cas de dilatation stomacale; avec le tube Faucher, en remplissant bord à bord l'estomac de liquide, vous risquez d'augmenter et de provoquer cette dilatation que vous voulez combattre et guérir : c'est, du reste, ce qui arrive bien souvent. Au contraire, avec le tube à double courant, vous n'êtes pas obligé d'infliger à l'organe un poids considérable qui le distend et le paralyse, et vous réglez suivant sa capacité, sa tonicité et sa tolérance la quantité de liquide que vous y faites pénétrer à la fois. Je cite cet exemple, de préférence à tout autre, parce que c'est surtout contre la dilatation stomacale que les lavages ont été employés, souvent sans succès, grâce à un mauvais procédé opératoire.

Je crois avoir démontré suffisamment en quoi le tube à double courant diffère du tube simple et comment il lui est préférable ; il me reste à indiquer les effets de l'eau de Châtel-Guyon employée en lavages de l'estomac.

L'eau de Châtel-Guyon, en contact prolongé avec la muqueuse stomacale, augmente la sécrétion du liquide de l'estomac et provoque les contractions physiologiques de la tunique musculaire de cet organe. Il a aussi une action stimulante, détergente et cicatrisante de cette muqueuse. L'augmentation de la production du suc gastrique se manifeste par sa présence en quantité dans le liquide rejeté à la fin d'un lavage prolongé, par l'excitation de l'appétit et par la facilité et la rapidité des digestions qui suivent l'opération.

L'expérience suivante, que j'ai renouvelée bien souvent, démontre l'action stimulante sur la tunique musculaire de l'estomac.

Je dispose mon appareil à double courant, de manière à pouvoir faire pénétrer à volonté et successivement, dans l'estomac, de l'eau ordinaire, de l'eau de Vichy ou de l'eau de Châtel-Guyon, et voici ce que j'ai toujours observé. Avec l'eau ordinaire, il faut faire tousser plusieurs fois le patient pour amorcer l'appareil; avec l'eau de Vichy il en est de même : quelquefois même, le courant s'établit très rapidement avec l'eau ordinaire et beaucoup moins facilement avec l'eau de Vichy. Avec l'eau de Châtel-Guyon, très souvent, l'appareil s'amorce immédiatement sans qu'il soit nécessaire de provoquer aucune contraction diaphragmatique par l'excitation directe des fibres de la tunique musculaire de l'estomac, stimulées au contact de l'eau avec la muqueuse. Cet effet est presque constant sur les estomacs sains; chez les dilatés il se produit presque toujours après un certain nombre de lavages, donnant ainsi à mon sens la preuve irréfutable de cette action de l'eau de Châtel-Guyon.

Je reviendrai sur cette expérience à propos des maladies de l'estomac et des dilatations en particulier, ainsi que sur l'action cicatrisante au sujet des ulcères simples. J'indiquerai alors de quelle importance est le choix du liquide pour le lavage thérapeutique de l'estomac, importance qui semble avoir échappé à beaucoup de ceux qui l'ont pratiqué, ainsi que celle du mode opératoire; beaucoup d'insuccès n'ont pas besoin d'autre explication pour être justifiés.

Douches nasales.

Il existe à Châtel-Guyon une installation pour les douches nasales ; l'eau ainsi employée a une action détergente et cicatrisante très précieuse, pour les affections de la muqueuse du nez et des fosses nasales, qu'elle doit aux chlorures et au gaz acide carbonique. Ce traitement, qu'on peut employer à domicile avec l'eau transportée, donne d'excellents résultats.

Lavages de l'intestin. — Douches ascendantes

On emploie aussi avec succès l'eau de Châtel-Guyon en douches ascendantes ou en lavages prolongés de l'intestin. Le contact de l'eau avec la muqueuse des diverses voies a une action stimulante des contractions intestinales qui s'ajoute à l'effet mécanique et produit, comme nous le verrons plus tard, d'excellents résultats. On peut obtenir les mêmes effets à domicile avec l'eau transportée ; pour cela il faut employer, de préférence aux irrigateurs, les nouveaux appareils à lavage de l'intestin, qui peuvent contenir trois litres d'eau et plus, qu'on place à la hauteur nécessaire pour obtenir une certaine pression, et qui permettent d'avoir à domicile une véritable douche ascendante.

Douches vaginales.

Un certain nombre de baignoires sont installées de manière à pouvoir prendre des douches vaginales. Le plus souvent je leur préfère l'application, pendant la durée du bain, du spéculum troué qui prolonge le bain jusque sur le col de l'utérus et dans les culs-de-sac. L'eau de Châtel-Guyon ainsi employée a une action décongestionnante et cicatrisante très puissante sur les organes qu'elle peut atteindre. J'ai obtenu des résultats très remarquables aussi par des injections intra-utérines, mais qui ne sauraient en aucun cas être pratiquées dans un établissement et sans l'intervention du médecin.

Pour être complet, il resterait à Châtel-Guyon à utiliser en bains et douches générales et locales la quantité énorme d'acide carbonique qui est charriée par les eaux et dont la plus grande partie se perd inutilement. Ces installations sont très faciles et peu coûteuses à réaliser ; je crois savoir qu'avant peu cette lacune sera comblée.

CONSIDÉRATIONS GÉNERALES

SUR

l'emploi thérapeutique des eaux de Châtel-Guyon.

Jetez les yeux sur un prospectus ou guide de station thermale quel qu'il soit, et même quelquefois, il faut bien le dire, sur certaines brochures médicales et vous constaterez non seulement qu'à la même station on guérit toutes les maladies chroniques, mais encore qu'il en est de même dans toutes les autres, si bien qu'on se demande comment il peut rester encore des malades, alors qu'on leur offre tant de moyens de se guérir. Assurément il faut faire la part de l'exagération dans ces interminables nomenclatures de maladies diverses qui seraient à la fois justiciables d'une même station et aussi de toutes les autres en même temps. Il ne faudrait pas croire cependant que le désir exagéré de mettre en relief les qualités d'une eau minérale et l'illusion qu'on se fait sur les choses auxquelles nos intérêts sont étroitement liés soient les seuls motifs d'affirmations qui paraissent au premier abord si étranges et si difficiles à prendre au sérieux. Cela tient surtout à deux

raisons : 1° à ce que toutes les eaux, plus au moins thermo-
minérales, ont une action commune ; 2° à ce que ces traitements agissent souvent sur un principe ou sur un état
diathésique qui se manifeste sous les formes patholo-
giques les plus diverses en apparence, affectant les organes
les plus différents.

De l'action commune des eaux minerales, je ne dirai
rien ici; il faudrait de longs développements pour traiter
utilement cette question. Pour appuyer ma deuxième pro-
position, je me contenterai de citer la diathèse arthritique
et de faire remarquer qu'une médication qui atteindra
l'arthritisme sinon dans son origine même que nous ne
connaissons pas, au moins dans ses altérations de la nutrition générale, combattra en même temps toutes ces mani-
festations localisées sur les différents organes de l'écono-
mie. Et cette diathèse est si protéiforme que la liste sera
longue, presque aussi longue que celle des conquêtes de
Don Juan.

Cependant il est indispensable de spécialiser chaque médicament, surtout quand ce médicament est une eau
minérale s'adressant toujours à des états chroniques, car
dans cet ordre d'idées une indication fausse est bien plus
préjudiciable que le public ne semble le croire ; souvent
même elle est irréparable. Ce sont toujours des traitements à longue portée destinés à modifier lentement des
états chroniques. L'erreur commise ne sera reconnue qu'au
bout d'un long temps, perdu pour le malade, gagné par
la maladie.

Pour plus de clarté, les considérations générales que je vais présenter sur l'emploi thérapeutique des eaux de Châtel-Guyon seront divisées en deux groupes, ou plutôt je vais essayer de répondre à deux questions :

1° Quels sont les états diathésiques et, en général, les formes de tempérament auxquels le traitement de Châtel-Guyon convient?

2° A quels organes malades et à quels troubles fonctionnels ce traitement s'adresse-t-il le plus spécialement?

Les eaux de Châtel-Guyon, par leur composition chimique, sont utiles pour refaire ou réparer le plasma sanguin; elles peuvent donc rendre de grands services dans l'anémie ou chloro-anémie.

Elles sont stimulantes des échanges nutritifs et des fonctions de la peau; elles conviennent donc dans presque toutes les affections qui dérivent du retard ou des déviations de la nutrition, c'est-à-dire dans celles qu'on a groupées dans les noms de diathèses arthritique et herpétique.

Elles stimulent énergiquement la circulation et conviennent par conséquent dans les états congestifs en général et surtout dans les congestions passives, c'est-à-dire dans les états congestifs des différents organes qui ne sont accompagnés ni de fièvre ni d'état inflammatoire.

Elles font contracter la tunique musculaire des vaisseaux, et sont ainsi très favorables dans la diathèse variqueuse et les phlébites qui en dérivent.

Pour répondre à la deuxième question, je dirai qu'elles s'adressent surtout aux malades que j'ai l'habitude de désigner sous le nom de sous-diaphragmatiques, c'est-à dire aux personnes atteintes dans les organes situés au-dessous du diaphragme : le foie, le tube digestif et ses annexes, l'appareil génito-urinaire dont elles rétablissent les fonctions normales.

Les malades auxquels elles conviennent le mieux sont donc les diathésiques arthritiques ou herpétiques, les chloro-anémiques à circulation lente, à tendance aux congestions passives, et cela surtout quand la diathèse est localisée sur un ou plusieurs des organes du ventre, tels que l'estomac, l'intestin, le foie, l'utérus, la vessie et les reins. Chez les nerveux on peut aussi obtenir d'excellents résultats, à la condition de manier le traitement avec discrétion et prudence. Les neurasthéniques spécialement peuvent trouver une grande et durable amélioration à Châtel-Guyon.

Il est encore un groupe nombreux de personnes qui, sans être absolument des malades, souffrent du genre de vie qu'elles mènent sans qu'il leur soit possible de le modifier suffisamment et qui finissent par être très gravement atteintes. Je veux parler des surmenés de tout genre de la vie des grandes villes. Les uns sont disposés, par leur genre de vie, aux congestions et au mauvais fonctionnement des voies digestives (inappétence, constipation, etc.); les autres, à une dépression nerveuse qui se traduit par l'abattement, l'impossibilité de travailler et surtout des déviations graves de la nutrition. Aux uns et aux autres rien ne peut être plus utile que le traitement de Châtel-Guyon, même à domicile, quand le déplacement est impossible et dans les cas nombreux où il faut agir sans retard.

Les maladies non diathésiques des voies digestives, telles que les dyspepsies, les entérites, les entéro-colites, sont aussi pour la plupart justiciables des eaux de Châtel-Guyon. Il en est de même d'un grand nombre d'affections utérines. Je reviendrai sur ces différents sujets, à propos de chaque affection.

Parmi les anémies traitées avec grand avantage, il convient de citer les anémies contractées dans les pays chauds, ainsi que certaines affections du foie et les entérites des pays tropicaux; j'en ferai le sujet d'un article spécial dans lequel il sera aussi question des fièvres intermittentes anciennes et rebelles aux médications ordinaires.

En résumé, il faut envoyer à Châtel-Guyon les diathésiques caractérisés par une diminution de la crase sanguine, par un retard ou une déviation des échanges nutritifs, par une tendance aux congestions des organes, par un trouble fonctionnel sans lésion organique de la circulation. Parmi ces diathésiques il faut choisir ceux qui sont atteints dans les organes splanchniques, en y comprenant les organes génito-urinaires; parmi les non diathésiques, ceux qui sont atteints d'affections chroniques non inflammatoires de ces mêmes organes; ceux enfin qui, manquant d'activité physique, surmènent leurs centres nerveux et détruisent ainsi leur équilibre fonctionnel.

ESTOMAC

Il m'est tout à fait impossible d'entreprendre dans cet ouvrage la description de toutes les formes de la dyspepsie et de toutes les affections de l'estomac; on peut dire que tous les vingt ans la classification change, et j'aurais de grandes réserves à faire s'il fallait se prononcer sur celle adoptée par beaucoup de médecins aujourd'hui, et qui est basée uniquement sur les phénomènes chimiques de la digestion. Ma longue expérience clinique ne concorde pas avec les déductions tirées de l'étude de la chimie stomacale. Je suis bien loin d'en nier cependant l'importance; je suis avec le plus grand intérêt les travaux qui ont trait à cette question de la chimie de l'estomac, et je suis décidé moi-même à expérimenter sur ce terrain; mais je ne crois pas qu'il soit possible de faire de la bonne thérapeutique de l'estomac en tenant compte uniquement des indications chimiques, et j'ai vu pour mon compte la même médication réussir aussi bien chez les hyperchlorhydriques que chez des anachlorhydriques, ce qui, à mon sens, démontre clairement qu'il y a autre chose que l'excès et le manque d'acidité dans le fonctionnement anormal de l'estomac. Ce qui ne veut pas dire, bien entendu, qu'il faille négliger ces indications, mais ce qui prouve qu'il ne faut pas abandonner en leur faveur tous les autres symptômes et qu'il vaut mieux élargir son champ d'observation sans idée préconçue comme sans parti pris.

Dans l'étude des médications qui influent sur la digestion, il faut séparer nettement celles qui soulagent momentanément de celles qui guérissent ou apportent une amélioration notable et surtout durable dans l'état du malade. Prenons pour exemple la médication alcaline comme celle de Vichy ; il fut un temps où lorsqu'on disait : « Estomac ! » on répondait : « Vichy », sans plus long examen. Il semblait que Vichy dût guérir toutes les maladies d'estomac. Depuis, il a fallu en rabattre, et beaucoup. En fait, prenez un dyspeptique quelconque, envoyez-le à Vichy et neuf fois sur dix il digérera mieux pendant son séjour ; mais prenez ce même malade deux ou trois mois après et, sauf quelques cas rares auxquels les alcalins conviennent parfaitement comme les gastralgiques et certaines dyspepsies acides d'origine diathésique, vous trouverez le malade revenu à son état antérieur si vous n'avez pas à constater une aggravation.

Quand l'estomac ne fonctionne plus normalement, quand

il sécrète un suc gastrique en quantité insuffisante dépourvu de certains de ses éléments ou bien en contenant d'autres en trop grande proportion, il ne suffit pas, pour le ramener à son fonctionnement naturel, de lui rendre artificiellement les éléments qui lui manquent ou de neutraliser ceux qu'il possède en trop. Ce qu'il faut, c'est l'amener à rectifier lui-même son fonctionnement irrégulier. Modifier le suc gastrique après qu'il est sécrété, c'est faire de la thérapeutique uniquement palliative qui ne donnera que des résultats passagers. Cela ne veut pas dire que les alcalins ou les acides n'ont aucun rôle à jouer dans la médication de l'estomac, mais, sauf pour certains états diathésiques, leur action est secondaire, temporaire et souvent nuisible.

On peut dire de Châtel-Guyon, au contraire, que c'est le véritable remède de l'estomac, de presque tous les estomacs, sauf les contre-indications que j'indiquerai plus loin; et l'effet n'est pas seulement passager. Souvent la guérison est obtenue; l'amélioration, tout au moins, est durable et devient définitive.

Je ne dirai rien de l'embarras gastrique aigu et passager qui cède ordinairement à un éméto-cathartique administré à propos. Aussitôt qu'un état chronique se manifeste, il faut proscrire absolument les purgatifs et les vomitifs; ils ne produisent qu'une amélioration momentanée suivie le plus souvent d'une aggravation qui ne tarde pas à devenir manifeste et constante. Cette première forme de dyspepsie, embarras gastrique et état suburral, cède rapidement à l'influence de l'eau de Châtel-Guyon, même employée à domicile.

Une des formes les plus ordinaires de la dyspepsie est la forme atonique qui s'accompagne rapidement de dilatation, d'insuffisance de production de suc gastrique pendant la digestion et de production d'un liquide catarrhal dans l'intervalle des repas, quand l'estomac est vide.

Quand le malade se trouve encore dans la première période de cette dyspepsie, c'est-à-dire à la période d'insuffisance de production de suc gastrique sans dilatation ou avec une dilatation encore peu considérable, l'eau en boisson, les bains stimulants, l'hydrothérapie suffisent avec une hygiène et un régime alimentaire appropriés à arrêter le mal et guérir le malade; mais quand l'estomac, à l'état de vacuité a pris de grandes dimensions, et surtout quand l'état catarrhal n'est plus douteux, il est nécessaire d'avoir recours au lavage de l'estomac. Ce lavage doit avoir un double but : 1° débarrasser l'estomac des résidus de digestions et du liquide catarrhal qu'il contient; 2° maintenir, pendant un temps qui peut varier de dix minutes à trente minutes, la muqueuse de l'estomac en contact avec l'eau chlorurée sodique et magnésienne de Châtel-Guyon pour stimuler les glandes qui produisent le suc gastrique et réveiller la tonicité musculaire.

Le succès est certain, excepté cependant quand le malade a dépassé un certain âge qui varie comme début de 55 à 60 ans, et surtout lorsqu'il est alcoolique ou bien lorsque la vitalité générale est trop diminuée, ou bien encore

quand la dilatation n'est plus une simple extension des
tuniques de l'estomac, mais qu'elle s'accompagne de lé-
sions anatomiques de ces tuniques, de dégénérescences
sclérotiques ou autres. Il va sans dire que le régime et
l'hygiène doivent toujours être dirigés avec le plus grand
soin.

Je sais d'avance toutes les objections qui me seront
faites devant cette affirmation, à savoir que le lavage de
l'estomac guérit ou améliore considérablement la plupart
des formes de la dilatation d'estomac, même avec les
restrictions que je formule plus haut. Ma réponse est bien
simple : si les insuccès ont été fréquents et les guérisons
rares, cela tient à deux causes : 1° un mode de lavage
défectueux ; 2° un mauvais choix du liquide employé.

1° Il faut laver l'estomac sans le remplir, avec le moins
d'eau possible à la fois, et, pour cela, employer le tube à
double courant.

2° Au lieu d'employer, comme on le fait généralement,
l'eau alcaline de Vichy qui diminue plutôt qu'elle ne stimule la tonicité musculaire de l'estomac, se servir d'eaux
chlorurées et spécialement de l'eau de Châtel-Guyon qui
renferme, en dehors du chlorure de sodium, du chlorure
de magnésium, sel très actif comme stimulant de la fibre
lisse.

Le lecteur n'a qu'à se reporter pour plus amples détails, à l'article « *Lavages d'estomac* » où il trouvera la
justification expérimentale de cette manière de pratiquer
les lavages de l'estomac.

Dans les dilatations anciennes de l'estomac, il se produit souvent des ulcérations superficielles multiples de la muqueuse stomacale. Le traitement ci-dessus, associé à un régime excluant tous les aliments de consistance dure, réussit très bien, excepté toujours chez les alcooliques.

Il est encore une affection grave de l'estomac, souvent mortelle, dans laquelle j'ai obtenu des résultats vraiment remarquables par le lavage avec l'eau de Châtel-Guyon. Je veux parler de l'ulcère simple ou ulcère rond, celui qui est caractérisé par la destruction plus ou moins étendue de la muqueuse de l'estomac en dehors de l'existence de toute production ayant forme de tumeur.

Voici dans quels cas et dans quelles circonstances on peut avoir recours au lavage. Il faut choisir son moment, c'est-à-dire une période de la maladie où l'ulcère est le moins irrité, alors que les douleurs sont moins vives et que les hémorrhagies sont peu fréquentes, peu intenses ; si cet état dure depuis un certain temps, l'occasion est tout à fait favorable pour commencer le traitement. Il s'agit d'utiliser le contact prolongé de l'eau chlorurée avec l'ulcère, pour le déterger d'abord, en utilisant son action stimulante, et le faire cicatriser rapidement. Pour cela, le lavage doit être fait par le médecin lui-même et avec prudence. On doit l'arrêter aussitôt que l'hémorrhagie se produit, ce qui arrive ordinairement au bout de cinq ou six séances de lavage. Cette hémorrhagie ainsi provoquée n'a presque jamais de conséquences graves ; j'ai traité certainement plus de vingt malades atteints d'ulcères de l'estomac sans aucun accident sérieux : elle est, au contraire, le signal d'une cicatrisation rapide, mais elle indique d'une manière formelle qu'il faut cesser immédiatement le traitement. Aussitôt qu'elle se produit, j'abandonne les lavages, je fais coucher le malade, je supprime toute alimentation jusqu'à ce que l'hémorrhagie ait complètement cessé ; je lui donne simplement quelques cuillerées d'heure en heure d'une potion gommeuse légèrement opiacée. Quand l'hémorrhagie est terminée depuis au moins vingt-quatre heures, je commence à nourrir le malade avec la plus extrême prudence et uniquement avec des aliments liquides : bouillons d'abord, puis lait, puis un œuf délayé dans du bouillon, puis des purées, de la viande crue extrêmement divisée et pulpée, tout cela par une progression très lente; plus elle est lente, plus on est certain d'un heureux résul-tat, et presque toujours j'ai obtenu ainsi une cicatrisation complète dans un temps qui varie du huitième au quinzième jour.

L'hémorrhagie de l'ulcère simple n'est pas un accident aussi grave qu'on le croit généralement. Si on la redoute tant, c'est que souvent on a pris pour ulcère simple l'ul-cère cancéreux qui détruit plus profondément les tissus et peut mettre à nu des vaisseaux relativement importants ; il faut se défier aussi des ulcères variqueux qui peuvent se produire dans l'estomac. Ordinairement, l'hémorrhagie même abondante des ulcères simples n'a pas de consé-quences fatales, et une longue expérience m'a démontré que celle qui est provoquée par les lavages, prudemment dirigés, est encore bien plus inoffensive, qu'elle est même le prélude presque obligé d'une cicatrisation prompte. Elle n'est, du reste, presque jamais très abondante et se réduit à un saignement goutte à goutte qui cesse rapidement.

Pour que cette cicatrisation soit définitive, il faut prémunir le malade contre les entraînements de son appétit ; il est nécessaire qu'il ne se croie pas trop tôt guéri. Il ne doit revenir que progressivement et très lentement à une alimentation ordinaire. Il faut plusieurs mois de prudence et de précautions avant d'aborder les aliments de consistance un peu dure si l'on veut être certain que la cicatrisation est consolidée et la guérison bien définitive, et encore les récidives sont fréquentes ; j'en ai constaté souvent au bout de deux ou trois ans. On peut leur opposer avec succès le même traitement.

INTESTIN

La constipation n'est pas, à proprement parler, une maladie : c'est le résultat d'une lésion organique ou d'un trouble fonctionnel. Pour la combattre il est donc, avant tout, nécessaire d'en connaître l'origine.

De toutes les altérations apparentes de la santé, la constipation est celle qu'on traite le plus légèrement au début et celle qui pousse plus tard le malade à commettre le plus d'imprudences. Ce n'est d'abord, en effet, qu'un léger inconvénient, bientôt cela devient une réelle infirmité qui engendre une véritable obsession, et tel, qui se félicitait presque de n'avoir pas à accomplir journellement une fonction pourtant si nécessaire, finit par n'avoir plus qu'une préoccupation : obtenir une garde robe tous les jours; et alors, il épuise toutes les médications laxatives, purgatives, pharmaceutiques et autres, demandant des

conseils à tout le monde et surtout à la quatrième page
des journaux où s'étalent les pompeuses réclames d'une
multitude de spécialités beaucoup plus aptes à provoquer
et à aggraver le mal qu'elles ont la prétention de détruire
qu'à l'enrayer ou à le guérir.

Aller consulter son médecin, voilà ce qu'il serait raison-
nable de faire quand on est atteint de constipation; c'est
ce à quoi on pense le moins, et voilà cependant ce qui
serait prudent, car le temps n'améliore pas la situation
tant s'en faut, et la constipation peut n'être que le symptôme d'une affection grave qu'il serait très utile de reconnaître dès le début.

J'oublie que j'écris pour des médecins et je m'adresse
aux malades; mais les médecins peuvent en prendre leur
part; il faut bien avouer qu'ils sont, eux aussi, portés à
traiter trop légèremeut les rares malades qui s'adressent
à eux au commencement de ce trouble des fonctions ordinaires; ils n'accordent pas toujours à ce symptôme toute
l'attention qu'il mérite, ils se contentent de donner quelques
conseils d'hygiène et ne se décident que beaucoup plus
tard — parfois trop tard — à une inspection attentive des
organes et à des investigations plus complètes, alors que
c'est surtout en médecine qu'il faut arriver à temps si l'on
veut avoir chance de réussir.

Je diviserai les constipés en trois grandes classes :

1° Par obstacle ou obstruction mécanique;

2° Par diminution, suppression ou altération des sécrétions normales;

3° Par atonie ou asthénie.

La constipation, qui accompagne la grossesse dans certains cas, n'entre pas dans cette classification ; j'en dirai un mot plus loin.

Reprenons maintenant chacune de ces grandes divisions en indiquant le rôle que jouent, dans le traitement, les eaux de Châtel-Guyon, la station classique des constipés.

1° *Obstacle ou obstruction mécanique.* — Dans cette catégorie, sont d'abord comprises toutes les tumeurs de la région abdominale ou sous-diaphragmatique, qui, par leur situation et leur volume, peuvent obstruer partiellement ou complètement l'intestin, soit par obstacle direct. soit par compression des anses intestinales. Le traitement de ces tumeurs est, le plus souvent, du domaine de la chirurgie ; nous n'avons pas à nous en occuper ici. Je laisse aussi de côté l'iléus ou volvulus qui exige une intervention énergique et immédiate tout à fait étrangère aux eaux minérales.

Les rétrécissements de l'intestin de forme inflammatoire ou diathésique avec ou sans épaississement des parois. La plupart de ces rétrécissements sont très efficacement traités à Châtel-Guyon, ceux qui sont de nature diathésique et surtout ceux qui restent après la fièvre typhoïde, la typhlite ou pérityphlite. Dans ce dernier cas, le succès est certain après une ou deux saisons. Ces eaux favorisent la résorption des néoplasmes ; en assurant des garde-robes régulières, elles suppriment les causes d'irritation locales par arrêt des matières et font bientôt disparaître les dernières traces inflammatoires.

Les tumeurs hémorrhoïdales produisent presque toujours la constipation. Le traitement chloruré, sodique et magnésien de Châtel-Guyon les fait souvent disparaître et les diminue toujours ; il combat du reste efficacement l'état variqueux, cause fréquente de constipation.

Les déviations et congestions de l'utérus, forment souvent un obstacle à la liberté du ventre. La congestion cède facilement sous l'influence du traitement de Châtel-Guyon, si favorable dans beaucoup d'affections utérines ; les déviations exigent un traitement spécial, mais qui est singulièrement facilité par la décongestion de l'organe et par l'action tonique et reconstituante de ces eaux.

2° *Diminution, suppression ou altération des sécrétions normales.* — Le défaut de sécrétion de la muqueuse de l'intestin est une cause fréquente de constipation. Les arthritiques et les herpétiques sont souvent atteints de cette sécheresse de la muqueuse. La vie sédentaire y prédispose, le défaut d'exercice suffisant, etc. Les constipés de cette catégorie usent de laxatifs et de purgatifs pour obtenir des garde-robes ; ils y sont d'autant plus portés qu'ils réussissent au début, surtout avec les purgatifs salins : sels de soude, de magnésie, eaux d'Hunyadi-Janos, Pulna, etc., et cependant ils voudraient rendre leur mal invétéré et inguérissable, qu'ils ne devraient pas s'y prendre autrement. Ils se purgent par irritation de la muqueuse, et à peine l'effet demandé est-il produit, que la constipation reparaît plus intense que jamais ; ils usent tous les médicaments de ce genre les uns après les autres, et la sécheresse de la muqueuse augmente tous les jours, et les garde-robes naturelles et spontanées diminuent graduellement pour disparaître tout à fait. Dans cette forme de constipation si commune, il ne faut jamais employer la médication purgative et irritante ; il faut s'arrêter à la médication stimulante qui, peu à peu, retablit la fonction normale. Les eaux de Châtel-Guyon sont éminemment propres à obtenir ce résultat ; avec de la patience et de la persévérance de la part du malade, le succès est certain, mais il ne faut pas vouloir quand même des effets immédiats ; ceux qu'on attend le plus longtemps sont presque toujours les plus durables et les plus définitifs.

La bile est aussi nécessaire aux fonctions de l'intestin que sa propre sécrétion muqueuse ; si donc elle est sécrétée en quantité insuffisante par le foie, la constipation est iné-vitable, et la digestion intestinale compromise. Cet état pathologique est très fréquent, sans même que le foie soit réellement malade ; souvent aussi la bile subit différentes altérations qui aboutissent à la formation de sables bi-liaires ou même de calculs du foie (lithiase biliaire) ; ces altérations de la bile entraînent aussi la constipation. Le traitement de Châtel-Guyon stimule énergiquement le foie et rend de grands services quand sa fonction est diminuée ou quand la bile sécrétée est altérée dans sa composition ; il est alors quelquefois nécessaire d'avoir recours à certains drastiques comme la rhubarbe, l'aloès, etc. ; le médecin est le seul juge de l'opportunité de leur emploi. Une médication alcaline est aussi souvent indispensable après la cure de Châtel-Guyon contre la lithiase, biliaire comme nous le verrons plus loin.

3° *Par atonie ou asthénie.* — Cette catégorie comprend tous les constipés par insuffisance des mouvements péristaltiques de l'intestin quand elle n'est pas due à la diminution de la sécrétion biliaire, mais bien au défaut de tonicité musculaire et d'influx nerveux. L'anémie prédispose à cette forme de constipation ; presque tous les anémiques sont constipés. Les affections des centres nerveux y aboutissent ainsi que l'asthénie des vieillards. C'est la constipation, par atonie ou asthénie qui produit ordinairement les dilatations intestinales et principalement la dilatation rectale. Dans cette forme de constipations, les purgatifs sont impuissants et dangereux ; il faut traiter le mal originel et se garder de prendre l'effet pour la cause. Le chlorure de sodium et surtout le chlorure de magnésium sont les plus puissants stimulants de la fibre lisse qui constitue la tunique musculaire de l'intestin ; les eaux de Châtel-Guyon sont les plus chlorurées magnésiennes que l'on connaisse. Elles contiennent aussi une grande quantité de fer si nécessaire aux anémiques et qui, en dissolution dans leur masse et associé aux chlorures, s'assimile parfaitement sans aucun des inconvénients inhérents aux autres préparations ferrugineuses.

Leur action décongestionnante est aussi très utile dans beaucoup d'affections des centres nerveux ; enfin, elles accélèrent la nutrition générale, stimulent la vitalité et combattent par conséquent l'asthénie, quelle que soit son origine.

Les constipés de cette catégorie n'abusent pas seulement des purgatifs, mais aussi des lavements qui facilitent, il est vrai, momentanément aussi la liberté du ventre, mais qui ont le grave inconvénient d'amollir les tuniques intestinales, de les dilater et d'augmenter l'atonie.

Le séjour prolongé des matières stercorales dans l'intestin les rend dures, sèches et d'une couleur qui, avec le temps, devient de plus en plus foncée. Ces matières finissent par se réunir en masses qui ont la consistance du bois, elles se moulent dans les bosselures du gros intestin et elles prennent la forme ovoïde allongée en olive qu'on désigne sous le nom de scybales.

Ces matières peuvent s'accumuler dans toutes les parties du gros intestin, mais de préférence dans le cæcum, le côlon descendant et le rectum ; j'en ai rencontré aussi très souvent dans le côlon transverse ou arc du côlon, et cela surtout dans certaines formes d'entérites ou plus exactement de colites.

Ces tumeurs stercorales se relèvent facilement par le palper abdominal quand elles siègent dans le cæcum et dans le côlon ; il faut avoir recours au toucher rectal ou vaginal pour les découvrir dans le rectum.

Une circonstance qui se présente assez souvent a donné

lieu à des erreurs de diagnostic et fait croire à de véritables tumeurs de l'intestin; voici comment : ces accumulations de matières stercorales sont souvent accompagnées de diarrhées passagères ou constantes ou produites par des purgatifs répétés. Ce phénomène semble au premier abord incompréhensible, puisque ces matières, moulées sur la surface intestinale, semblent obstruer complètement le passage, et alors on a souvent cru à une tumeur intraviscérale. Cependant, il n'en est rien. Un certain passage reste libre entre la paroi intestinale et la surface des matières accumulées qui, à la longue, produisent par irritation une hypersécrétion qui ne suffit pas à les désagréger, mais qui provoque de petites garde-robes diarrhéiques passagères ou continuelles; souvent même les purgatifs les plus énergiques, surtout s'ils ont été souvent répétés, produisent aussi une hypersécrétion plus abondante, mais impuissante à déterminer la désagrégation et l'expulsion totale; la tumeur stercorale, au contraire, augmente peu à peu de volume jusqu'à produire une obstruction plus ou moins complète.

C'est une forme de constipation très commune et qui peut entraîner de très graves inconvénients. Dans la région cæcale, cela peut être le point de départ de troubles inflammatoires comme la typhlite et la pérityphlite.

Dans le côlon, c'est la cause fréquente de colites souvent très tenaces et très difficiles à guérir. Dans le rectum, les conséquences sont peut-être moins graves immédiatement, mais cette partie de l'intestin peut se dilater, le cul-de-sac rectal s'exagère et il devient très difficile de rétablir la fonction normale. Quel que soit le siège de la rétention des matières, toutes les fonctions digestives sont troublées, la santé générale s'altère et la guérison devient, avec le temps, de plus en plus problématique.

Un purgatif administré à propos, au début d'une constipation, peut amener une évacuation totale des matières accumulées ainsi dans une partie du gros intestin ; mais si la cause persiste, la constipation reparaîtra d'autant plus accusée que le médicament employé aura été plus énergique, et si les masses stercorales se reforment, il sera prudent de renoncer à ce genre de traitement qui s'use vite et finit par ne plus produire aucun résultat. Un des graves inconvénients, en effet, du purgatif, est de diminuer la puissance dynamique de l'intestin ; les contractions de la tunique musculaire intestinale, trop souvent et trop vivement sollicitées, finissent par s'amoindrir et même par disparaître complètement ; le purgatif perd son action dynamique et n'agit sur la sécrétion des glandes qu'en les irritant ; alors on n'obtient plus que des selles diarrhéiques qui laissent intacte la masse à expulser et une entérite quelquefois très grave vient compliquer la situation.

Il n'est pas un seul médecin habitué à traiter les maladies chroniques de l'intestin qui n'ait été à même de constater l'impuissance fréquente des purgatifs ordinaires et les résultats souvent très mauvais qu'on obtient en continuant trop longtemps à les administrer. Et, cependant, l'embarras du médecin est grand quand il a épuisé cette médication, quand ses conseils d'hygiène ont échoué et quand il n'a rien obtenu des stimulants nerveux, comme noix vomique, etc. Eh bien, là où tous ces moyens ont été impuissants, le traitement de Châtel-Guyon réussit presque toujours d'une manière complète en amenant la guérison définitive ou tout au moins en produisant une notable et durable amélioration.

La constipation accompagne souvent la grossesse et dure quelquefois autant qu'elle. Pourquoi les femmes enceintes sont-elles constipées? Je ne crois pas qu'il ait été fait une réponse satisfaisante à cette question. Les uns ont attribué ce défaut des fonctions intestinales à l'effet mécanique produit par le développement de l'utérus gravide. Cette explication est loin d'être concluante, car alors toutes les femmes enceintes devraient être constipées; il faut chercher la vraie cause dans des troubles nerveux et de la circulation encore mal définis. Quoi qu'il en soit, les eaux de Châtel-Guyon ont fait leurs preuves dans cette forme de la constipation. J'ai un certain nombre d'observations communiquées par des confrères qui ne laissent aucun doute à ce sujet. Cette indication est d'autant plus précieuse que pendant la grossesse le médecin est presque complètement désarmé contre l'insuffisance des garde-robes, car il ne saurait être question, dans un cas semblable, d'user et surtout d'abuser des purgatifs.

Pour traiter la constipation, il faut aussi tenir grand compte de l'hygiène et de l'alimentation qu'on doit varier suivant les causes et qu'il est impossible d'établir d'une manière générale. Certains agents thérapeutiques, comme l'électricité, peuvent aussi venir en aide très efficacement. Toutes ces considérations m'entraîneraient trop loin; une longue expérience de près de vingt ans m'a permis de constater l'efficacité certaine du traitement de Châtel-Guyon dans un grand nombre des formes de la constipation; j'ai pu observer beaucoup de malades et mon opinion est basée sur des faits cliniques nombreux et précis. L'eau transportée elle-même produit d'excellents résultats. Dans le cas d'atonie intestinale, on obtiendra de très bons effets à domicile en ajoutant au traitement en boisson l'usage des lavages prolongés de l'intestin par le rectum avec l'eau de Châtel-Guyon. Pour cela, il faut préférer aux irrigateurs le système qui consiste à introduire le liquide au moyen d'un tube amenant l'eau d'un vase servant de réservoir et placé à 2 mètres ou 2^m,50 au-dessus du point d'arrivée; beaucoup de mes confrères m'ont fait part des succès obtenus par ce procédé qu'il m'a semblé utile de vulgariser.

Pour donner une indication précise de l'emploi du traitement de Châtel-Guyon dans l'entérite chronique, il faut tenir compte de la forme de l'entérite, mais plus encore de ses causes et de son origine.

Voici les principales formes d'entérite chronique :

1° Entérite exsudative des nerveux et surtout des herpétiques, caractérisée par inappétence, constipation opiniâtre à laquelle succède une ou plusieurs selles abondantes formées de scybales et de fausses membranes. Cette maladie procède par poussées successives séparées par des intervalles de santé relative jusqu'à ce qu'elle devienne continue.

Cette forme d'entérite est longue et difficile à guérir. Je ne crois pas cependant qu'on puisse lui opposer un meilleur traitement que celui de Châtel-Guyon : eau en boisson à petites doses ; bains révulsifs et stimulants de la peau ; avec de la patience et un régime approprié, on arrive le plus souvent à une guérison ou à une amélioration considérable.

2° L'entérite beaucoup moins grave des arthritiques et des goutteux cède facilement à ce traitement.

3° L'impaludisme est une cause d'entérite justiciable aussi des eaux de Châtel-Guyon.

4° Aucune action utile dans l'entérite des tuberculeux.

5° Contre-indication aussi dans l'entérite alcoolique.

6° Excellents résultats dans l'entérite des enfants à partir de six ou sept ans et des jeunes gens des deux sexes et principalement des jeunes filles de quinze à vingt ans ; cette entérite est le plus souvent caractérisée par une diarrhée fréquente et qui se produit principalement immédiatement après ou même pendant le repas ; elle est abondante, liquide, bilieuse et renferme des aliments incomplètement digérés.

Le traitement de Châtel-Guyon ne saurait être trop recommandé dans la typhlite ou pérityphlite. Choisir le moment où l'état aigu est calmé pour aller à la station, mais ne pas craindre d'employer l'eau en boisson, même pendant les poussées aiguës.

La dilatation de l'intestin est une affection rebelle qui,
cependant, cède, souvent au moins en partie, à l'influence
du traitement de Chatel-Guyon. Si elle affecte spécialement le rectum, on se trouvera bien des irrigations con-
tinues avec l'eau de la source Gübler.

Un mot encore, avant d'en finir avec l'intestin, sur les
hémorrhoïdes. Un des premiers effets du traitement de
Châtel-Guyon est presque toujours de les congestionner,
d'augmenter un peu leur volume et le flux hémorrhoïdal ;
au bout de quelques jours l'effet contraire se produit ;
elles diminuent peu à peu, le flux disparaît et souvent le
malade en est débarrassé pour longtemps.

FOIE

Foie torpide. — Congestion. — Engorgement du foie. — Lithiase biliaire. — Cholécystite.

Les Anglais ont coutume de désigner sous le nom de foie torpide un état du foie qui est plutôt un défaut fonctionnel qu'une véritable affection et qui ne s'accompagne d'aucune lésion organique, d'aucune modification apparente de l'organe, mais d'une modification de la sécrétion normale qui consiste plutôt dans une diminution de la bile fournie que dans une altération de la qualité même de la bile sécrétée.

J'ai pu constater ce trouble fonctionnel. Il est une cause fréquente de constipation; les personnes ayant séjourné longtemps dans les pays chauds et qui reviennent habiter les climats froids et humides en sont souvent atteintes. Elles en souffrent généralement plus en hiver qu'en été. Le traitement de Châtel-Guyon leur est favorable. J'en dirai autant de l'engorgement et de la congestion du foie qui sont généralement des états passagers, à moins qu'ils

ne soient les résultats d'une affection de l'organe lui-même.
C'est surtout dans la lithiase biliaire que l'emploi du traitement de Châtel-Guyon trouve sa véritable indication.

Comment se produit la lithiase biliaire? Voici la genèse
de sa formation, d'après les belles leçons du professeur
Bouchard, dans son cours de pathologie générale sur les
maladies par ralentissement de la nutrition : « Sur un
homme du poids de 47 kilos, qui était atteint de fistules
biliaires, J. Ranke a pu établir que la quantité de bile
formée en vingt-quatre heures était en moyenne de
652 grammes, et, si l'on rapportait à un adulte pesant
60 kilos les chiffres constatés par Ranke, on pourrait dire
que l'homme élimine en moyenne 840 grammes de bile et
1,200 grammes au maximum, et qu'il perd par cette
sécrétion de 20 à 26 grammes de matières fixes, dont 10 à
15 grammes d'acides biliaires et 2 à 3 grammes de cholestérine. Si cette quantité déjà considérable de cholestérine
vient à augmenter ou si les acides biliaires diminuent,
ou si la bile devient acide, ou si la chaux augmente, la
cholestérine se précipitera sur la vésicule biliaire et pourra
sans peine produire ces calculs si volumineux et si nombreux qu'on y rencontre parfois. Et le même résultat
pourra se produire s'il y a, par quelque motif, stagnation
partielle de la bile et concentration de ce liquide par résorption de sa partie aqueuse; lorsque quelques-unes de
ces conditions défavorables à la dissolution de la cholestérine viennent à se réaliser, la cholestérine se précipite en
cristaux que l'on trouve libres et flottants dans la bile.

Ces cristaux peuvent s'agglomérer et former un calcul s'ils rencontrent un centre de cristallisation, s'il y a dans la vésicule quelque matière solide autour de laquelle puisse se faire le dépôt. C'est là la lithiase biliaire. »

Toujours d'après M. le professeur Bouchard, la lithiase biliaire se développe seulement chez les individus dont la nutrition est retardée. L'une des conséquences de ce vice nutritif est d'empêcher la destruction des acides, de permettre leur accumulation dans l'organisme, de diminuer l'alcalinité des humeurs, de soustraire la chaux aux éléments anatomiques et de la livrer aux liquides d'excrétion. On comprend dès lors que la bile peut être moins alcaline, que les savons et les sels biliaires alcalins vont être décomposés par la chaux, et que la cholesérine qui ne sera plus dissoute pourra réunir les cristaux autour de quelques grumeaux constitués par les combinaisons de la chaux avec les acides ou le pigment biliaire.

Les calculs ainsi formés peuvent s'arrêter dans le canal cystique, dans la vésicule biliaire, dans le canal cholédoque, produire des altérations du foie, l'ictère passager ou permanent, les troubles fonctionnels résultant de la suppression de la bile dans l'intestin, l'arrêt de la production de la matière glycogène, la cholécystite et diverses inflammations du foie, des canaux, de la vésicule biliaire ou de la paroi intestinale.

Les causes de la lithiase biliaire sont la vieillesse, le sexe féminin, les professions sédentaires, la vie dans un air confiné, les ennuis, la tristesse habituelle, les préoccupations ; c'est aussi la maladie de gros mangeurs ; ajoutons que ce trouble nutritif est souvent héréditaire.

Étant données les causes de la lithiase biliaire, le mécanisme de la formation des calculs, les troubles fonctionnels et les altérations des organes qu'elle produit, quelles sont les indications thérapeutiques à remplir?

1° Faciliter l'évacuation des calculs déjà formés ;

2° Combattre les accidents de la migration des calculs et ceux de la rétention du foie ;

3° Rétablir la fonction du foie et ramener la quantité de bile produite à des proportions normales et suffisantes ;

4° Empêcher la précipitation de la cholestérine et faciliter sa redissolution.

Je ne parlerai pas des divers traitements qui peuvent servir à combattre la lithiase biliaire dans sa formation et ses conséquences, je me contenterai de préciser autant que possible le rôle que jouent les eaux minérales et les indications thérapeutiques auxquelles elles répondent.

Les deux grandes stations balnéaires les plus fréquentées par les malades atteints de lithiase biliaire sont Vichy et Carlsbad. On est étonné tout d'abord du peu de similitude que présentent les eaux minérales de Vichy et de Carlsbad, dans leur composition chimique; on a peine à concevoir que deux médicaments si différents puissent donner de bons résultats contre les mêmes affections, et cependant, il faut bien le reconnaître, chacune de ces stations a fait ses preuves dans le traitement de la lithiase biliaire.

Comment expliquer des résultats si semblables en apparence avec des moyens si différents? C'est de cette explication que nous pourrons déduire le traitement vraiment rationnel de la lithiase biliaire.

Voyons d'abord ce qui caractérise les sources de Carlsbad et de Vichy au point de vue de leur composition. La source de la Grande-Grille (Vichy), qu'on emploie presque exclusivement dans les affections du foie, est une source chaude (42°,50) dont la minéralisation est de 7 gr. 914, 7 grammes environ si on en déduit l'acide carbonique libre. Dans ces 7 grammes, le bicarbonate de soude est compris pour près de 5 grammes (4 gr. 883). Aucun autre principe fixe ne figure dans l'analyse en quantité importante; le soufre et l'arsenic ne s'y trouvent qu'en proportions insignifiantes. On peut dire que la Grande-Grille est une source presque exclusivement alcaline, ce qui ne veut pas dire que le reste de sa minéralisation soit absolument sans action, mais ce qui démontre que l'emploi thérapeutique de cette source constitue avant tout une médication purement alcaline.

Dans l'eau de Carlsbad, au contraire, dont la température varie de 50° à 73°,8, sur une minéralisation de 6 grammes environ nous voyons le bicarbonate de soude figurer pour un peu plus de 1 gramme seulement (1 gr. 298), tandis que nous y trouvons 2 gr. 405 de sulfate de soude et un peu plus de 1 gramme de chlorure de sodium. Cette richesse des eaux de Carlsbad en sulfate de soude et en chlorure de sodium leur confère des propriétés laxatives qui font absolument défaut aux eaux de Vichy, ainsi que le fait très justement remarquer le docteur Souligoux dans sa remarquable étude comparative entre les deux stations.

J'ajoûte que cette action des sources de Carlsbad n'est pas seulement laxative, mais désobstruante du foie, de la vésicule et des canaux biliaires. Donc : à Vichy, *médication alcaline puissante et presque exclusive*; à Carlsbad, *médication alcaline très faible mais désobstruante*. Ce qui permet de dire que si Carlsbad est bon pour faciliter l'évacuation et la migration des calculs et pour ramener la quantité de bile à des proportions normales, Vichy est bien préférable pour neutraliser les acides biliaires, empêcher la précipitation de la cholestérine et faciliter sa redissolution.

Il faudrait donc logiquement, dans la plupart des cas, associer la cure de Carlsbad à celle de Vichy pour établir un traitement hydrominéral rationnel et complet de la lithiase biliaire. C'est une semblable association que je préconise, en constituant, pour les calculeux du foie, le double traitement de Châtel-Guyon et de Vichy. Il me reste à démontrer comment, Châtel-Guyon peut suppléer Carlsbad et remplacer même avantageusement la grande station de Bohême.

Les eaux de Carlsbad contiennent 1 gramme de bicarbonate de soude, 1 gr. 200 de chlorure de sodium et 2 gr. 405 de sulfate de soude; or les eaux de Châtel-Guyon renferment un gramme de bicarbonate de soude, près de 2 grammes de chlorure de sodium et 1 gr. 60 de chlorure de magnésium. Leur propriété laxative est connue de tout le monde, et l'action sur le foie et les canaux biliaires du chlorure de magnésium est particulièrement remarquable. Les expériences physiologiques du docteur Laborde, au laboratoire de l'École de médecine, ne laissent aucun doute à ce sujet. Le chlorure de magnésium est, de tous les sels, celui qui stimule le plus énergiquement la fibre lisse dont est formée la tunique musculaire de l'intestin, des canaux et de la vésicule biliaire. Donc, on peut dire que Châtel-Guyon est aussi alcalin que Carlsbad, qu'il est au moins aussi laxatif, et que le chlorure de magnésium est de tous les éléments contenus dans les eaux minérales, celui qui favorise le plus la désobstruction des canaux biliaires, de la vésicule et le rétablissement de la fonction normale du foie. De plus, l'eau de Châtel-Guyon, si elle est un peu moins chaude, ne contient ni soufre, ni arsenic, ce qui est un avantage certain dans le traitement des affections du foie. L'eau de Châtel-Guyon active aussi la circulation, accélère les mutations nutritives, conditions indispensables pour combattre une maladie qui dérive du ralentissement de la nutrition. Et qu'on ne s'y trompe pas, ce n'est pas là une simple vue théorique ; les faits cliniques les plus probants sont venus à l'appui de cette manière de voir. Une expérience déjà longue m'a montré la valeur de cette double cure, et je pourrais produire un grand nombre d'observations des plus concluantes.

Toutefois, si Châtel-Guyon ou un traitement analogue est le plus souvent nécessaire dans le traitement de la lithiase biliaire, il est utile, dans la plupart des cas, de faire suivre la cure de Châtel-Guyon d'une médication purement alcaline, c'est-à-dire d'une cure à Vichy. Il est certain que c'est dans la source de la Grande-Grille que les hépatiques de cette nature trouveront le meilleur reméde contre l'état pathologique qui produit les calculs du foie et pour prévenir les rechutes d'une affection si sujette à récidiver. C'est à Vichy, en un mot, qu'il faut s'adresser pour empêcher la précipitation de la cholestérine et faciliter sa redissolution, et à Châtel-Guyon pour faciliter l'évacuation des calculs, combattre les accidents de leur migration et rétablir la fonction normale du foie.

Il résulte de tout cela qu'il faut commencer logiquement par Châtel-Guyon et terminer par Vichy. Un mois, partagé entre les deux stations, suffit généralement pour les deux cures réunies. Cependant il est impossible de fixer formellement d'avance le temps nécessaire; ce point doit être abandonné à l'appréciation des médecins traitants. On obtiendra ainsi un traitement de la lithiase biliaire bien plus complet que celui de Carlsbad, dont les conséquences immédiates seront aussi favorables et dont les résultats lointains seront bien plus complets et bien plus définitifs.

Pour les femmes à constitution faible et en général pour tous les malades à tendance anémique le traitement de Vichy doit être remplacé par celui de la source Saint-Mart-de-Royat qui répond par la lithine qu'elle renferme aux mêmes indications sans présenter les mêmes inconvénients.

J'ajoute que Châtel-Guyon, Vichy et Royat sont situés dans la même région, très à proximité les uns des autres, puisqu'en 1 h. 30 m. au plus on peut se rendre d'une station à l'autre. Les malades peuvent ainsi profiter de cette double cure sans être obligés à des déplacements multiples, fatigants et dispendieux.

Je ne veux pas terminer ces observations, déjà trop écourtées, sur les matadies du foie, sans dire un mot du résultat vraiment remarquable de l'eau de Châtel-Guyon employée à domicile dans les inflammations des voies et de la vésicule biliaires qui sont causées par la migration et la rétention des calculs.

M. le docteur Gallicier, de Versailles, m'a communiqué une observation très remarquable d'une malade affectée de cholécystite suppurée avec dilatation énorme de la vésicule biliaire, qui avait résisté à toute autre médication ; voici du reste sa conclusion : « Cette femme a donc guéri, contre toute probabilité, par suite de l'action, des plus remarquables dans cette circonstance, de l'eau minérale de Châtel-Guyon (source Gubler), sur le foie et sur la vésicule biliaire ; par l'augmentation des contractions péristaltiques de l'intestin, par l'augmentation de la sécrétion de la bile, par une suractivité inattendue imprimée aux contractions musculaires de la vésicule biliaire, par une excitation fonctionnelle toute spéciale de l'appareil gastro-hépatique, l'eau de la source Gubler a vraiment fait ici merveille, en amenant l'évacuation de la vésicule et de son contenu purulent dans l'intestin. Voilà pour le côté purgatif. Mais, en même temps, le rétablissement rapide des forces et le prompt retour de l'appétit témoignent de l'action stimulante toute particulière de l'eau de Châ-tel-Guyon. » (Extrait de l'*Union médicale*, 1er mars 1886.)

Dans les cas de cholécystite il ne faut pas hésiter à employer l'eau de la source Gubler, même et surtout quand toute espèce d'autre médication s'est montrée impuissante à désobstruer les voies biliaires. J'ai vu moi-même, dans un cas semblable à celui que rapporte le docteur Gallicier, obtenir des résultats inespérés. J'ajoute qu'il ne faut pas attendre l'échec des autres moyens qu'on peut employer et ordonner l'eau de la source Gubler dès que les premiers symptômes de la maladie se manifestent : mais il ne faut pas se décourager même dans les cas qui semblent les plus désespérés. L'action, si bien décrite par M. Laborde, du chlorure de magnésium et de l'eau de Châtel-Guyon sur la sécrétion biliaire, trouve ici son application formelle et les résultats cliniques sont en concordance absolue avec les expériences physiologiques rapportées plus haut.

Souvent les malades atteints de cholécystite ne tolèrent aucun aliment, aucun médicament par l'estomac et sont atteints de vomissements toutes les fois qu'on essaye de leur faire prendre autre chose que de la glace et cependant l'eau de Châtel-Guyon est toujours tolérée au moins à dose minime de 150 à 200 grammes, fractionnés par 50 grammes d'heure en heure. Je ne saurais trop insister sur ce fait. J'y reviendrai à propos de l'emploi à domicile de la source Gubler.

UTÉRUS ET ANNEXES

**Engorgements et congestions. — Métrites chroniques.—
Névralgies utérines et ovariennes. — Salpingites et
ovarites chroniques.**

Toutes les fois que, dans les affections de l'utérus et de
ses annexes, il est nécessaire d'obtenir une action décongestionnante ou résolutive, le traitement de Châtel-Guyon
est formellement indiqué. J'ajoute qu'il a aussi un effet
favorable manifeste sur l'élément douleur et que le contact de l'eau avec le col utérin et l'intérieur de la cavité
utérine est détersif et cicatrisant.

Dans le traitement des affections utérines le bain de
Châtel-Guyon joue un rôle au moins aussi important que
le traitement interne; son action décongestionnante n'est
pas douteuse puisqu'il suffit souvent de deux ou trois
bains pour arrêter une métrorrhagie déjà ancienne et
qu'un seul peut arrêter un écoulement de sang menstruel
ordinaire quelquefois même une ménorrhagie. L'activité
résolutive, moins apparente d'une manière immédiate,

n'en est pas moins certaine comme nous le verrons plus loin ; le bain concourt certainement à la produire, mais j'ai cru remarquer qu'elle est surtout le résultat de l'eau prise en boisson et probablement de son action stimulante si énergique sur les échanges nutritifs.

Les simples engorgements et congestions cèdent donc facilement au traitement de Châtel-Guyon. Sous son influence, l'utérus engorgé et congestionné diminue sensiblement de volume ; le col reprend sa couleur normale et, au contact du bain prolongé, les érosions et ulcérarations du col disparaissent rapidement.

Je n'ai pas à m'occuper ici de la métrite aiguë. Voici dans la métrite chronique les indications et contre-indications.

Résultats excellents dans la métrite hémorrhagique, suite de couches ou de fausses couches qui est, du reste la forme la moins difficile à guérir.

Résultats très remarquables, quoique moins certains, dans la métrite parenchymateuse et c'est là ce qui démontre le plus clairement l'action résolutive de l'eau de Châtel-Guyon.

Résultats souvent favorables aussi dans les métrites d'origine diathésique arthritique et qu'on ne peut rattacher ni à un traumatisme ni à un accident puerpéral ni à aucune autre cause immédiate.

Résultats beaucoup moins favorables dans la métrite scrofuleuse qui me paraît surtout justiciable des eaux de Salies-de-Béarn ou des chlorurées fortes.

Il est assurément d'autres modes de traitement qui réussissent plus ou moins dans les différentes métrites. C'est ainsi qu'on obtient de bons résultats avec le curetage pratiqué méthodiquement avec toutes les précautions que nécessite cette opération. Le curetage réussit admirablement après les fausses couches, avec rétention d'une partie du placenta ainsi que dans les métrites hémorrhagiques. Il est beaucoup moins efficace dans la métrite catarrhale, tout à fait insuffisant dans la métrite parenchymateuse.

Il resterait à indiquer les résultats qu'on pourrait obtenir de l'emploi combiné du curetage et du traitement hydrominéral. Je n'ai eu que deux fois l'occasion d'observer l'action de ce double traitement, une fois dans une métrite ancienne catarrhale et une autre fois dans une métrite parenchymateuse, et les résultats obtenus, loin d'être décourageants, m'ont confirmé dans la pensée de continuer à expérimenter les combinaisons de ce double traitement.

J'ai publié à différentes reprises plusieurs observations d'ovarites chroniques guéries à Châtel-Guyon, guérisons confirmées par la régularisation normale du flux menstruel et par une grossesse heureusement terminée alors qu'elle avait été précédée pendant le cours de la maladie de plusieurs fausses couches. J'ai pu observer très souvent à Châtel-Guyon des cas de salpingites et j'ai le plus souvent constaté une notable amélioration caractérisée par la diminution quelquefois même la dis-

parition de la douleur et l'éloignement des accidents inflammatoires. Je n'hésite donc pas à conseiller la cure de
Châtel-Guyon aux malades atteintes d'inflammation chronique des ovaires et de la trompe. Le succès ne peut
être complet que lorsqu'on ne se trouve pas en présence
d'une dégénérescence ou d'une sclérose des organes, mais
même dans ce dernier cas on peut éviter de graves et
prochaines complications.

Les affections utérines en général sont accompagnées de
constipation; là, encore, le traitement de Châtel-Guyon
trouve une application utile.

Les grandes opérations sur l'utérus et ses annexes sont
devenues depuis quelques années d'une pratique courante
Elles laissent souvent après elles des troubles fonctionnels
qui peuvent varier suivant la nature de ces opérations.
Beaucoup de chirurgiens, et des plus éminents, ont re-
connu l'avantage d'une cure à Châtel-Guyon peu après
l'opération pour rétablir soit les fonctions de l'intestin,
soit pour régulariser les règles, soit pour décongestionner
les organes lésés, soit pour consolider les cicatrisations,
soit pour stimuler la vitalité générale et l'énergie fonctionnelle. Cette pratique m'a paru donner d'excellents résultats dont pourraient témoigner beaucoup de nos chirurgiens les plus expérimentés.

Les affections utérines sont revendiquées par beaucoup
de stations thermales; il ne m'appartient pas de contester
les effets obtenus et signalés par mes confrères; je ferai
observer seulement que la plupart des stations qui récla-

ment ces malades, comme Néris, Salies-de-Béarn et autres, ne peuvent leur opposer qu'un traitement externe souvent insuffisant. A Châtel-Guyon, au contraire, l'action si décongestionnante du bain est singulièrement aidée et complétée par l'effet résolutif de l'eau en boisson. Les deux modes de traitements interne et externe se complètent et se confondent de telle sorte qu'il me serait impossible de dire lequel des deux agit le plus heureusement.

Je ne saurai trop recommander pour ces malades, les longues, très longues saisons, cinq ou six semaines; il est bon pour elles de prendre leurs dispositions de manière que l'époque mensuelle arrive à peu près au milieu de leur séjour à la station.

AFFECTIONS GÉNÉRALES·

Diathèse urique. — Goutte. — Gravelle. — Obésité. — Diabète. — Albuminurie. — Néphrite. — Azoturie. — Phosphaturie. — Diathèse variqueuse, phlébite. — Fièvres paludéennes. — Anémie. — Chlorose. — Hystérie. — Congestions des centres nerveux. — Hémiplégie.

Diathèse urique. — Goutte. — Gravelle. — Diabète. — Obésité. — Dans le chapitre intitulé : « Considérations générales sur l'emploi thérapeutique des eaux de Châtel-Guyon », j'ai déjà signalé leur action stimulante des échanges nutritifs et par conséquent sur les maladies qui dérivent d'un retard de la nutrition. Elles sont donc indiquées contre la diathèse urique, la goutte, la gravelle urique et le diabète d'origine arthritique, l'obésité; il est alors presque toujours nécessaire d'ajouter, en dehors d'une hygiène et d'un régime approprié, un traitement plus alcalin comme celui bicarbonaté sodique de Vichy et dans certains cas le traitement lithiné de la source Saint-Mart de Royat. On obtient des résultats vraiment remarquables de l'emploi judicieux de ces traitements combinés, résultats qu'on demanderait vainement à la médication alcaline seule. Les alcalins, en effet, puissants modificateurs du sang, excellents pour favoriser la dissolution des résidus de la nutrition incomplètement comburés comme l'acide urique, ont le grave inconvénient de ralentir la circulation; leur action stimulante sur la nutrition est douteuse; souvent ils prédisposent aux congestions. Il faut donc en user avec prudence et modération et faire une place considérable aux eaux chlorurées, dans le traitement des diverses maladies qui, comme la goutte, la gravelle, le diabète, l'obésité, dérivent d'un retard des échanges nutritifs.

Albuminurie. — *Néphrite.* — En indiquant les résultats des nombreuses analyses d'urines que j'ai faites, j'ai montré que les résultats obtenus à Châtel-Guyon sont différents dans les diverses formes d'albuminurie. Dans les observations nombreuses que j'ai recueillies (cinquante-cinq), j'ai constaté chez un tiers environ des malades observés, la disparition complète de l'albumine; dans un autre tiers une diminution très notable; un autre tiers a paru à peu près réfractaire au traitement. Ces résultats ont été obtenus très rapidement en quinze ou vingt jours de traitement, ils coïncidaient avec une amélioration considérable de l'état général et en particulier de l'énergie cardiaque. On peut donc dire qu'en général les albuminuriques se trouvent bien de la cure; mais il y a une contre-indication formelle, c'est la néphrite aiguë ou même subaiguë. Il ne faut pas perdre de vue, en effet, que l'eau de Châtel-Guyon est fortement diurétique, non par la masse ingérée comme les eaux de Contrexéville, d'Évian ou autres, mais par congestion des reins. Si donc on peut craindre un état inflammatoire des différents milieux du tissu rénal, il faut s'abstenir d'une façon absolue de l'usage interne des eaux de Châtel-Guyon.

Azoturie. — *Phosphaturie.* — J'ai toujours obtenu d'excellents résultats dans l'azoturie. La quantité d'urée a toujours été diminuée et souvent elle est revenue vers la fin de la cure à la proportion à peu près normale. L'influence du traitement sur la phosphaturie a toujours été beaucoup moindre, quelquefois complètement nulle.

Diathèse variqueuse, phlébites. — Pour ce qui concerne la diathèse variqueuse et les phlébites qui en sont la conséquence fréquente, je signale aux lecteurs les deux observations qui suivent parce qu'elles me semblent concluantes. Je pourrais en ajouter beaucoup d'autres, car je ne compte plus les succès obtenus dans ce genre d'affections :

I. — L'observation suivante me semble intéressante pour trois motifs principaux :

1° Le malade n'est pas allé à la station, il a été traité chez lui, à Paris, on ne peut donc pas invoquer pour expliquer sa guérison le changement d'habitude, l'air de la campagne, etc. ;

2° Il avait suivi antérieurement, et sans grands résultats, un grand nombre de traitements, et spécialement celui de Vichy ;

3° Sa dyspepsie est liée à des troubles de la circulation et à un état général variqueux des veines, destiné à éclairer le médecin sur l'origine de sa dyspepsie et à viser un point de l'étiologie si obscure de cette maladie.

M. C..., 69, rue de Dunkerque, Paris, industriel, âgé de cinquante-six ans, tempérament lymphatique sanguin, a voyagé dix-huit ans. Gros appétit; faisait en général un seul repas dans sa journée à des heures irrégulières. Santé normale jusqu'à cinquante ans, sauf l'apparition d'hémorrhoïdes il y a dix-sept ou dix-huit ans, qui, d'abord très douloureuses et gênantes, devinrent ensuite beaucoup plus supportables. Malade depuis cinq ans.

Deux groupes de phénomènes morbides :

1° Dyspepsie gastrique caractérisée par difficulté de digestion stomacale sans douleur. Les fécules, la bière, le café, le sucre, sont particulièrement difficiles à digérer. Pyrosis habituel très pénible, surtout la nuit, vomissements ou plutôt régurgitations presque tous les jours, quatre à cinq heures après le dîner; amaigrissement, perte de mémoire, amoindrissement des forces, somnolence continuelle, selles régulières normales.

2° Depuis cinq ans, M. C... a été atteint de phlébite successivement aux deux jambes, affection qui a nécessité un séjour de plus de trois mois au lit.

La phlébite fut soignée par les moyens ordinaires, mais revint successivement pendant cinq ans, laissant des varices aux deux jambes. La dyspepsie fut traitée par le bicarbonate de soude, la magnésie, le charbon et autres remèdes, mais spécialement pendant trois ans par l'eau de Vichy, à Vichy même et à domicile.

L'eau de Vichy ne produisit comme le bicarbonate de soude, qu'un soulagement momentané au point de vue du pyrosis; mais ce soulagement ne dépassait jamais quelques heures, et la maladie continuait à progresser, les vomissements devenaient de plus en plus fréquents, le malade ne se nourrissait presque plus.

C'est dans ces conditions que je trouvai M. C...

Je lui ordonnai de l'eau de Châtel-Guyon; je lui conseillai d'en boire une bouteille par jour dans les conditions suivantes : deux verres le matin à jeun en mettant une demi-heure d'intervalle entre chaque verre, et le reste de la bouteille mêlé au vin en déjeunant. Je lui recommandai de ne prendre que des demi-verres, si les verres entiers n'étaient pas parfaitement digérés dès le premier jour, l'expérience m'ayant démontré que beaucoup de dyspeptiques digèrent mal les liquides, même les plus faciles à digérer. L'eau fut parfaitement tolérée.

Dès le deuxième jour, le pyrosis disparut complètement. Le troisième jour, plus de vomissements; enfin, au bout du douzième jour, plus d'accidents, la digestion étant devenue complètement normale.

Le malade continua néanmoins le traitement pendant vingt-cinq jours environ et le cessa, se trouvant parfaitement guéri.

Il reprit son train de vie habituel et passa sept ou huit mois sans se ressentir aucunement de sa dyspepsie. Au bout de huit à dix mois, les phénomènes dyspeptiques anciens reparurent à l'exception des vomissements qui ne sont jamais revenus. A cette époque, nouvelle cure de Châtel-Guyon, douze bouteilles et nouvelle disparition complète de la maladie,

Depuis, quelques petites rechutes, mais toujours en décroissance l'une sur l'autre, en somme, le malade est revenu à peu près à son état normal.

Il est bon de remarquer, en outre, que lorsque M. C... a pris pour la première fois de l'eau de Châtel-Guyon, il ne passait pas huit ou dix mois depuis cinq ans sans être atteint de phlébite aux jambes et que, depuis ce traitement, il n'en a plus souffert.

II. — M. R..., qui habite la Champagne, âgé de trentequatre ans, me fut envoyé à Châtel-Guyon par son médecin; il était atteint depuis deux ans d'une dyspepsie flatulente qui fut passagèrement atténuée par une cure à Plombières, mais qui reparut peu après avec plus d'intensité que jamais, en se compliquant de vomissements bilieux le matin. Les purgatifs répétés, l'eau de Vichy, de Vals, le charbon de Belloc, l'hyosciamine, la noix vomique furent successivement employés avec un régime sévère. Une certaine amélioration de l'état de M. R... s'ensuivit, mais sur ces entrefaites il eut deux atteintes d'érésipèle à la jambe et à la cuisse, provoquées par des ulcérations variqueuses enflammées. M. R... était, avant d'être malade, d'un embonpoint excessif; la dyspepsie lui a fait beaucoup perdre de son poids, ce qui semble indiquer, comme il ne vomit pas d'aliments, que l'intestin est malade ainsi que l'estomac.

Je gardai M. R... un mois ou cinq semaines à Châtel-Guyon; il fut traité par les bains gazeux, à eau courante, durée vingt minutes, et l'eau en boisson. Au bout de peu de jours, les symptômes de la dyspepsie disparurent complètement, l'appétit était bon, les digestions normales, plus de vomissements, les forces étaient revenues, les dilatations veineuses diminuées, les ulcérations guéries et M. R... pouvait, chaque jour, faire de longues promenades à pied, sans fatigue et sans danger; il quitta la station dans l'état le plus satisfaisant.

Dans cette observation, comme dans la précédente, la dyspepsie m'a paru étroitement liée aux troubles généraux de la circulation et à l'état variqueux des veines; aussi le traitement suivi cette fois à Châtel-Guyon a-t-il produit le même résultat, c'est-à-dire la diminution à la fois des symptômes de la dyspepsie et des phénomènes variqueux.

Fièvres paludéennes. — Il y a vingt-cinq ou trente ans, alors que la partie de la vallée de l'Allier, que l'on nomme le Marais n'était pas encore complètement assainie et desséchée par les travaux d'irrigation et la culture, la fièvre intermittente paludéenne régnait encore à l'état endémique dans cette partie de l'Auvergne. Les habitants de ces contrées venaient, de temps immémorial, guérir leurs fièvres à Châtel-Guyon ; c'était une tradition dans le pays bien ancrée et bien justifiée par de nombreuses guérisons. Aujourd'hui, les causes n'existant plus, la maladie a disparu presque complètement, mais les eaux ont conservé leur action curative et elles ont raison le plus souvent des fièvres paludéennes les plus anciennes et les plus invétérées. Je reviendrai sur ce sujet à propos des maladies contractées dans les pays chauds.

Anémie. — Chlorose. — Les eaux de Châtel-Guyon renferment évidemment tout ce qui est nécessaire aux anémiques pour reconstituer la crase sanguine. Elles leur conviennent par leur constitution générale qui se rapproche du plasma sanguin, par leur proportion considérable de fer, par leur action stimulante générale et par leur propriété de rétablir l'état fonctionnel normal des voies digestives si souvent troublé chez les anémiques.

Le bain de Châtel-Guyon à une température ne dépassant pas de 28° à 30° convient aussi parfaitement aux anémiques. On peut y joindre l'hydrothérapie froide. Les chloro-anémiques se trouvent bien du même traitement. Cette action de Châtel-Guyon sur la chlorose et l'anémie n'avait pas échappé aux plus anciens observateurs. Raulin (1769) recommande spécialement Châtel-Guyon aux anémiques et chlorotiques parce que, dit-il, ces eaux sont à la fois laxatives, gazeuses, ferrugineuses, apéritives et reconstituantes. J'ajouterai simplement que, par leur composition générale, elles constituent la meilleure préparation

ferrugineuse qu'on puisse prendre. Allié ainsi aux chlorures, aux carbonates de chaux et de soude, le fer souvent
si difficile à faire digérer, pénétrant directement dans la
circulation par absorption immédiate des veines de l'estomac, ne peut exercer son action irritante et constipante
sur les voies digestives et le malade retrouve ainsi ses
fonctions normales en même temps qu'il reconstitue sa
crase sanguine.

Hystérie. — Je veux signaler aussi quelques améliora-
tions assez notables obtenues dans la petite et même dans
la grande hystérie. Cette affection est souvent accom-
pagnée de troubles vraiment extraordinaires des fonctions
de l'estomac. J'ai vu des hystériques pendant de longs
mois et mêmes des années dans l'impossibilité presque
absolue d'ingérer aucun aliment solide, et ne supportant
qu'en très petite quantité certains aliments liquides. On
peut observer dans ces formes d'hystérie, qui ne sont pas
très rares, que l'amaigrissement de la malade ainsi privée
d'alimentation est très lent à venir; six mois, une année
même peuvent s'écouler sans que l'amaigrissement soit
très apparent; au bout d'un temps plus ou moins variable,
la malade maigrit rapidement; alors les forces décroissent,
mais elle garde cependant une résistance tout à fait anor-
male. J'ai obtenu de très bons résultats parfois chez les
malades qui, en outre des troubles fonctionnels de l'estomac, présentent tous les autres symptômes de la grande
névrose.

Congestion cérébrale. — Hémiplégie. — Je ne veux pas terminer ce chapitre sans dire un mot d'un genre d'affections pour lesquelles les eaux de Châtel-Guyon ont été de tous temps en grande faveur : je veux parler des congestionnés du cerveau et des hémiplégiques avec paralysies consécutives.

Il faut distinguer les congestionnés des hémiplégiques. Pendant la période congestive du cerveau et des autres centres nerveux, quand aucun accident hémorrhagique ne s'est encore produit, quand la substance cérébrale est intacte, sans ramollissement, dégénérescence, sclérose ou foyer hémorrhagique ; dans l'état congestif simple qui précède souvent une période plus grave, le traitement de Châtel-Guyon est excellent pour dissiper les congestions et éviter les autres accidents.

Quand il y a eu déjà hémiplégie hémorrhagique avec paralysie, il faut être beaucoup plus circonspect, car une action très énergique sur la circulation risquerait de reproduire l'hémorrhagie. Cependant lorsque trois ou quatre mois se sont écoulés depuis l'attaque d'hémiplégie, on peut essayer par le traitement de Châtel-Guyon (à l'exclusion des bains) de favoriser la résorption du foyer hémorrhagique. J'ai vu des guérisons complètes se produire dans ces conditions, mais les accidents sont aussi très fréquents, causés surtout par l'imprudence des malades.

Quand on a des raisons de soupçonner un point ramolli, dégénéré, sclérosé dans la substance cérébrale ou ses enveloppes, il faut s'abstenir complètement.

MALADIES DES ENFANTS

Il ne peut être question ici des maladies de la première enfance, pendant laquelle les traitements hydrominéraux n'ont aucun rôle à jouer. C'est généralement après la première dentition que la mer ou les stations thermales peuvent être utilisées. Voici quels sont les enfants à qui conviennent les eaux de Châtel-Guyon, soit à la source même, soit à domicile :

1° Les anémiques, et principalement les anémiques nerveux à qui la mer et les eaux chlorurées fortes réussissent mal ordinairement ;

2° Les arthritiques ou plutôt les enfants d'arthritiques, de goutteux, de rhumatisants, de calculeux du foie ou des reins, qui ne sont pas encore atteints de ces maladies, mais qui sont des arthritiques latents. La diathèse se manifeste chez eux par la lenteur de la circulation, la prédisposition aux congestions des muqueuses, le peu d'activité des fonctions digestives, le fonctionnement insuffisant du foie, parfois une obésité précoce et une sorte de vascularité insuffisante qui se traduit par la pâleur de la peau, etc. ;

3° Aux enfants chez lesquels l'effet diathésique s'est déjà manifesté par de la dyspepsie, de l'entérite, de la constipation, de l'engorgement, des congestions du foie ou de la lithiase biliaire ; ceux dont l'analyse des urines révèle déjà la présence d'acide urique ou d'urates en trop grande quantité ;

4° Ceux qui souffrent d'affections des voies digestives, sans origine diathésique et qui sont dues la plupart du temps à une hygiène et une alimentation mal dirigées ;

5° J'ajouterai encore ceux qui relèvent de certaines maladies graves comme la fièvre typhoïde, maladie après laquelle on ne saurait prendre trop de précautions pour assurer d'une part la guérison complète des parties de l'intestin qui ont été malades et pour relever la vitalité générale si souvent à jamais compromise ;

6° Une cure à Châtel-Guyon est encore un des meilleurs moyens à opposer au surmenage intellectuel qui coïncide presque toujours avec un défaut d'activité physique et qui est si commun à notre époque ;

7° Le traitement de Châtel-Guyon est aussi très favorable aux jeunes filles à l'époque de leur formation ; il facilite l'apparition des époques mensuelles et les régularise ; et chacun sait que la santé d'une femme pendant toute sa vie peut tenir à sa formation et à la façon dont se passera cette période si importante de son existence.

Les enfants prennent très facilement, en général, l'eau

de la source Gubler; il convient, dans la plupart des cas, de la leur faire ingérer à table mêlée au vin. Elle est ainsi très facilement acceptée par eux, très bien tolérée et elle agit aussi bien que prise à jeun tout en étant plus facile à digérer.

MALADIES DES PAYS CHAUDS

La population maritime et coloniale est exposée à contracter certaines affections qui sont particulières aux pays très chauds ou aux régions tropicales; les malades de cette catégorie, pour se guérir, sont avant tout obligés de rentrer en France ou dans toute autre région à climat tempéré. Beaucoup cherchent dans les stations thermales un traitement approprié à leur état, alors que les médications ordinaires se sont montrées impuissantes. Parmi ces stations, je crois que Châtel-Guyon est celle qui leur présente le plus de ressources curatives et les conditions générales les plus favorables; j'ai eu l'occasion déjà de voir beaucoup de ces malades et je vais indiquer sommairement dans quels cas le traitement de Châtel-Guyon m'a semblé le mieux réussir :

1° Les anémies, qui se divisent en anémies essentielles ou anémies tropicales et anémie de convalescence des maladies aiguës; suivant l'expression même d'un médecin de la marine qui voulait bien me rendre compte de ses propres observations : « ce sont des eaux polymétallites qui constituent un véritable sérum et trouvent leur emploi dans ces deux formes d'anémie; à faible dose, en effet, ces eaux réveillent l'appétit, favorisent les phénomènes d'assimilation et de désassimilation et augmentent l'activité nutritive »;

2° A dose plus élevée, elles sont décongestionnantes, laxatives et d'un usage nettement indiqué pour les congestions du foie et les engorgements des viscères abdominaux, si fréquents après un séjour colonial prolongé;

3° Comme modificatrices, elles sont très utiles dans les diarrhées et dyssenteries des pays chauds, à la période où nous les voyons fréquemment au retour des malades en France;

4.ᵉ Elles ont une action spéciale et des plus favorables dans les anciennes fièvres paludéennes qui résistent à la médication ordinaire et dans la forme d'entérite qu'on observe fréquemment chez les vieux paludéens.

Je n'ai pas encore eu l'occasion d'observer le traitement de Châtel-Guyon dans la diarrhée grise de Cochinchine; il m'est donc impossible de donner encore aucune indication à ce sujet, mais le ministre de la marine a bien voulu autoriser l'expérimentation de la source Gubler dans les hôpitaux maritimes de Brest et de Toulon. Les observations recueillies seront certainement publiées; il faut attendre de connaître les résultats obtenus pour se faire une opinion au sujet de cette maladie si redoutable qui fait tous les ans de nombreuses victimes.

Pour les malades des colonies et des pays intertropicaux, le climat de la station à laquelle ils viennent essayer de retrouver la santé a une importance capitale. Il constitue pour eux une partie importante du traitement, si importante même, qu'à défaut de conditions climatériques favorables le reste de la médication serait, dans la plupart des cas, absolument impuissant et inutile.

La plupart de ces malades ont besoin d'un climat tempéré, sec, à l'abri des brusques variations de température, mais avec un air fortement oxygéné ayant les qualités toniques nécessaires à leur rétablissement.

Ce sont là précisément les conditions qui se trouvent réunies à Châtel-Guyon. La station est située à 380 mètres au-dessus du niveau de la mer, sous les premiers contreforts des montagnes d'Auvergne, dans une vallée abritée des vents d'ouest par la montagne et largement ouverte du côté du soleil levant. Le terrain sur lequel est située la station est une roche porphyrique parfaitement perméable, ce qui, avec la déclivité du terrain, favorise l'écoulement des eaux de telle sorte qu'elles ne séjournent jamais et qu'une heure après une pluie d'orage la terre est aussi sèche qu'après plusieurs jours de sécheresse; donc, pas d'eau d'évaporation.

L'air est tonique et fortement oxygéné. Les variations brusques de température, très fréquentes au printemps et en hiver, sont extrêmement rares en été; du commencement de juin à la fin de septembre on peut compter sur une température chaude, tempérée le matin, le soir et la nuit par l'air plus vif qui vient des montagnes voisines.

Les maladies épidémiques y sont presque inconnues, excepté à la fin de l'hiver et au commencement du printemps.

J'insiste sur cette question climatérique, car je la crois très importante pour tous les malades, mais spécialement pour ceux qui ont précisément souffert d'un climat excessif et qui ont d'autant plus besoin pour se refaire de conditions atmosphériques en rapport avec leur situation. Les climats trop rudes des hautes montagnes ne seraient pas sans danger pour eux; les climats mous et humides ne feraient qu'aggraver leur état.

EMPLOI DE L'EAU A DOMICILE

Pour être transportée utilement, une eau minérale doit
conserver en dissolution la plus grande partie au moins
de ses principes actifs et ne subir aucune décomposition
qui altère ces mêmes principes en produisant de nouvelles
combinaisons chimiques étrangères à sa constitution première.

Les principes actifs de l'eau de Châtel-Guyon sont les
chlorures de sodium et de magnésium, les carbonates alcalins et les carbonates de chaux et de fer.

Les chlorures de soude et de magnésium, ainsi que les
carbonates alcalins étant très solubles et très fixes dans
leur solution, se conservent admirablement dans les eaux
minérales.

Le carbonate de chaux et le carbonate de fer ne sont
complètement solubles que dans un excès de gaz acide
carbonique; si donc dans une eau minérale il se produit une déperdition quelconque de gaz, elle se traduira
aussitôt par un dépôt de carbonate de chaux et de fer, si
cette eau minérale en contient en proportion considérable.

C'est ce qui arrive à toutes les eaux bicarbonatées, calciques et ferrugineuses fortes, quel que soit le soin qu'on prenne de leur embouteillage ; c'est aussi ce qui se produit pour l'eau de la source Gubler. On trouve au fond des bouteilles un peu de carbonate de chaux sous forme de légers flocons teintés en rouille par du carbonate de fer.

Ce dépôt, qui se forme pendant les premières heures qui suivent l'embouteillage, n'implique aucune décomposition de l'eau de la bouteille. Aucune nouvelle combinaison chimique ne se produit, tous les principes minéraux restent en dissolution, seule la quantité de fer et de chaux se trouve un peu diminuée, mais dans des proportions tout à fait inappréciables. L'eau de la source Gubler se conserve ensuite fort longtemps, deux années et plus, sans nouvelle déperdition, sans que son goût soit altéré et son action le moins du monde diminuée.

On peut donc employer à domicile sans hésitation l'eau de la source Gubler, car elle offre toutes les garanties désirables d'un bon état de conservation assurant toutes ses qualités.

J'ai souvent eu l'occasion, dans les chapitres qui précèdent, de parler de cet emploi à domicile de l'eau de Châtel-Guyon et j'ai déjà indiqué quel parti on pouvait en tirer dans la plupart des affections auxquelles ce traitement convient.

A domicile, la source Gubler peut être utilisée sous quatre formes différentes : en boisson, en lavages d'estomac, en irrigations intestinales, en injections vaginales.

L'eau en boisson sera employée froide ou à la température de l'appartement ; il ne faut pas la chauffer, ni au bain-marie, ni par aucun autre procédé ; pour élever sa température il faudrait déboucher la bouteille, laisser évaporer une grande partie du gaz, ce qui la rendrait plus lourde à digérer et diminuerait son action.

Elle doit être prise soit à jeun, soit aux repas, mêlée ou non au vin, au cidre, à la bière, au lait ; jamais après le repas et pendant le travail de la digestion.

Je recommande spécialement son usage aux repas, cela permet de diminuer la quantité prise à jeun et même de la supprimer complètement ; pour les enfants cette manière de faire est particulièrement indiquée.

Les doses varient suivant les résultats qu'on veut obtenir et suivant les malades.

Par dose faible j'entends 100 à 150 grammes d'eau prise à jeun en deux fois, et autant à chacun des deux principaux repas. Cette dose convient aux anémiques, aux dyspeptiques, aux malades atteints d'entérite avec diarrhées, aux enfants, etc.

Par dose moyenne j'entends 200 à 300 grammes le matin à jeun, et autant à chacun des deux principaux repas. Cette dose convient dans la constipation, dans les différentes affections du foie énoncées plus haut, chaque fois qu'on veut obtenir un effet franchement diurétique. C'est aussi la dose ordinaire quand on cherche à décongestionner les organes et à obtenir un effet résolutif, affections utérines, etc.

7

J'entends par dose forte une ou deux bouteilles par vingt quatre heures. Cette dose qu'il convient de n'employer que rarement et d'une façon passagère, peut être utilisée dans certaines obstructions intestinales ou des voies biliaires quand il faut agir rapidement et résolument.

Pendant l'usage des eaux de Châtel-Guyon, il faut s'abstenir d'aliments très gras, de crudités, de fruits à consistance dure et d'aliments trop excitants. Éviter aussi les passages trop brusques du chaud au froid et en général les causes de refroidissement.

En lavages d'estomac, il est inutile aussi de chauffer l'eau, mais il est nécessaire que sa température ne soit pas inférieure à 17 ou 18 degrés; la dose employée varie suivant la durée de l'opération de 1 à 3 et même 4 litres.

Il en est de même pour la quantité employée en irrigations intestinales; on doit avoir soin de ne pas laisser une trop grande quantité d'eau à la fois dans l'intestin pour ne pas favoriser la dilatation rectale. Si le malade ne peut se procurer l'appareil à irrigation intestinale, il pourra se servir de l'irrigateur ordinaire en ayant soin d'introduire peu de liquide à la fois dans l'intestin, un verre au plus, et en essayant de le garder au moins quelques instants; la station couchée est très favorable pour cela.

En irrigation vaginale, il faut élever la température de l'eau à 38 ou 40 degrés; se servir d'une canule longue à plusieurs trous pour amoindrir le choc de l'eau sur le col et éviter tout ce qui pourrait ressembler à une douche.

Toutes les maladies justiciables des eaux de Châtel-Guyon peuvent être traitées utilement à domicile. L'eau transportée, ainsi que nous l'avons vu, conserve son action; elle est facilement tolérée même par des malades qui ne peuvent garder aucun aliment; le traitement externe seul fait défaut, et nous savons combien il est important. On peut le remplacer, dans une certaine mesure, pour les anémiques, les chloro-anémiques, les nerveux, par les douches hydrothérapiques froides; pour les arthritiques à tendances congestives et à réactions difficiles, par le bain tempéré additionné de 1 kilogramme de sel gris et de 300 grammes de sous-carbonate de soude.

TABLE DES MATIÈRES

IMPRIMERIE CHAIX, RUE BERGÈRE, 20, PARIS. — 1992-1-94. — (Encre Lorilleux).

PRINCIPALES PUBLICATIONS

SUR LES

EAUX DE CHATEL-GUYON

Dʳ Aguilhon de Sarran.	Expériences physiologiques sur les Eaux minérales de Châtel-Guyon.
Dʳ Aud'houi.	Traité du Nettoiement des voies digestives et du lavage de l'estomac.
Dʳ A. Baraduc.	Traitement et Indications thérapeutiques Châtel-Guyon. (Chaix, 1891.)
—	Maladies de l'estomac et de l'intestin. Observations.
—	De la Dyspepsie gastro-intestinale de l'entérite chronique. (Germer-Baillière, Paris.)
—	Châtel-Guyon et les Eaux purgatives allemandes. (Germer-Baillière, Paris.)
Dʳ Deschamps.	Étude clinique sur l'action thérapeutique de l'eau de Châtel-Guyon dans la constipation. (Bulletin général de Thérapeutique, 15 juin 1887 et in-8°, Doin.)
—	Note sur l'Atonie intestinale et son traitement par les Eaux de Châtel-Guyon. (Société d'Hydrologie, février 1888 et in-8°, Doin.)
—	Indications et contre-indications. (In-16. Doin, 1890.)
—	Période prémonitoire de la typhlite et de la pérityphlite. (Son traitement à Châtel-Guyon. Doin, 1891.)
Dʳ Armand de Fleury.	Études sur les Eaux de France (Châtel-Guyon). (Chaix, 1892.)
Dʳ A. Huguet.	Les Eaux de Châtel-Guyon.
Dʳ E. de Lavarenne.	Etude sur les Eaux de Châtel-Guyon. (Chaix, Paris.)
Dʳ E. Monin.	Esquisses d'Hydrologie clinique, Châtel-Guyon. (Société d'éditions scientifiques, 1893.)
Dʳ A. Quantin.	Notice sur l'obésité dans ses rapports avec le diabète, l'anémie, les dyspepsies et diverses autres affections chroniques.
Dʳ Raulin.	Études sur les Eaux minérales, 1774-1775-1777. (Quantin, Paris.)
Félix Ribeyre.	Châtel-Guyon illustré. Guide du baigneur. (Dentu, Paris.)
Dʳ Louis Vibert.	Étude sur les Eaux minérales de Châtel-Guyon. (Société d'éditions scientifiques, 1893.)
—	Étude sur une particularité des Eaux de Châtel-Guyon. (Société d'éditions scientifiques, 1894.)
Dʳ E. Voury.	Recherches expérimentales sur l'action physiologique des Eaux minérales de Châtel-Guyon.
—	Petit Guide du baigneur.
Dʳ Willm.	Composition chimique des eaux de Châtel-Guyon.

IMPRIMERIE CHAIX, RUE BERGÈRE, 20, PARIS. — 1904-5-94. — (Encre Lorilleux).

9 782019 233693